W0330007

Thieme

Herzinfarkt und Schlaganfall Manual

Prophylaxe und Akuttherapie

Hans Christoph Diener
Eberhard von Hodenberg

2., überarbeitete und erweiterte Auflage

54 Abbildungen
53 Tabellen

Georg Thieme Verlag
Stuttgart · New York

Prof. Dr. Hans
Christoph Diener
Universität Essen
Neurologische
Universitätsklinik
Hufelandstraße 55
45147 Essen

Prof. Dr. Eberhard
von Hodenberg
Herzzentrum Lahr/
Baden
Hohbergweg 2
77933 Lahr

Bibliografische Information der Deutschen Bibliothek

Die Deutsche Bibliothek verzeichnet diese Publikation
in der Deutschen Nationalbibliografie;
detaillierte bibliografische Daten sind im Internet
über http://dnb.ddb.de abrufbar.

© 2003
Georg Thieme Verlag
Rüdigerstraße 14
D-70469 Stuttgart
Unsere Homepage:
www.thieme.de

Printed in Germany

Umschlaggrafik:
Thieme
Verlagsgruppe

Umschlagfoto:
Bert Borstemann

Grafiken:
Ziegler + Müller,
Kirchentellinsfurt

Satz:
Ziegler + Müller,
Kirchentellinsfurt
System: 3B2 (6.05)

Druck:
Götz, Ludwigsburg

Buchbinder:
G. Lachenmaier,
Reutlingen

ISBN 3-13-105522-7

1 2 3 4 5 6

Wichtiger Hinweis: Wie jede Wissenschaft ist die Medizin ständigen Entwicklungen unterworfen. Forschung und klinische Erfahrung erweitern unsere Erkenntnisse, insbesondere was Behandlung und medikamentöse Therapie anbelangt. Soweit in diesem Buch eine Dosierung oder eine Applikation erwähnt wird, darf der Leser zwar darauf vertrauen, dass Autoren, Herausgeber und Verlag große Sorgfalt darauf verwandt haben, dass diese Angabe dem **Wissensstand bei Fertigstellung dieses Buches** entspricht.

Für Angaben über Dosierungsanweisungen und Applikationsformen kann vom Verlag jedoch keine Gewähr übernommen werden. **Jeder Benutzer ist angehalten,** durch sorgfältige Prüfung der Beipackzettel der verwendeten Präparate und gegebenenfalls nach Konsultation eines Spezialisten festzustellen, ob die dort gegebene Empfehlung für Dosierungen oder die Beachtung von Kontraindikationen gegenüber der Angabe in diesem Buch abweicht. Eine solche Prüfung ist besonders wichtig bei selten verwendeten Präparaten oder solchen, die neu auf den Markt gebracht worden sind. **Jede Dosierung oder Applikation erfolgt auf eigene Gefahr des Benutzers.** Autoren und Verlag appellieren an jeden Benutzer, ihm etwa auffallende Ungenauigkeiten dem Verlag mitzuteilen.

Geschützte Warennamen (Warenzeichen) werden **nicht** besonders kenntlich gemacht. Aus dem Fehlen eines solchen Hinweises kann also nicht geschlossen werden, dass es sich um einen freien Warennamen handelt.

Das Buch, einschließlich aller seiner Teile ist urheberrechtlich geschützt. Jede Verwertung außerhalb der engen Grenzen des Urheberrechtsgesetzes ist ohne Zustimmung des Verlages unzulässig und strafbar. Das gilt insbesondere für Vervielfältigungen, Übersetzungen, Mikroverfilmungen und die Einspeicherung und Verarbeitung in elektronischen Systemen.

Vorwort

Herzinfarkt und Schlaganfall stehen an erster und dritter Stelle der Todesursachenstatistik. Herzinfarkte haben immer noch eine hohe Mortalität. Bei Schlaganfällen belasten besonders die hohen Folgekosten bei Patienten, die permanent pflegebedürftig bleiben, das Gesundheitssystem. Die beiden Autoren haben sich auf Fortbildungsveranstaltungen kennen gelernt und bemerkt, dass es interessante Gemeinsamkeiten, aber auch bemerkenswerte Unterschiede in der Pathophysiologie, Akuttherapie und Prävention von Herzinfarkt und Schlaganfall gibt. Meist hinken die Neurologen, wenn es um innovative Therapien geht, den Kardiologen nach. In diesem Buch sind die Autoren bemüht, die Primärprävention, die Akuttherapie und die Sekundärprävention von Schlaganfall und Herzinfarkt darzustellen und die Überschneidungsbereiche aufzuzeigen. Ziel ist, dass Kardiologen und Neurologen voneinander lernen.

Essen und Lahr,
im Frühjahr 2003

Hans Christoph Diener
Eberhard von Hodenberg

Inhaltsverzeichnis

1 Definitionen, Kosten

1.1 Definitionen

Risikoreduktion

Die Ergebnisse von Studien zur Primär- und Sekundärprävention werden in der Regel als Änderung des absoluten oder relativen Risikos wiedergegeben. Zum besseren Verständnis sollen im Folgenden diese Begriffe definiert werden.

Änderung von absolutem oder relativem Risiko

Unter absoluter **Risikoreduktion** versteht man die absolute Differenz zwischen dem Risiko der Therapiegruppe und der Kontrollgruppe, d.h. absolute Risikoreduktion = Risikoprozent (Kontrolle) – Risikoprozent (Therapie).

Unter relativer **Risikoreduktion** versteht man die Differenz zwischen dem Risiko der Therapiegruppe und der Kontrollgruppe bezogen auf das Risiko der Kontrollgruppe, d.h. relative Risikoreduktion =

Rel. RR: bezogen auf Kontrolle

$$\frac{\text{Risikoprozent (Kontrolle) - Risikoprozent (Therapie)}}{\text{Risikoprozent (Kontrolle)}} \times 100$$

Am Beispiel der 4 S-Studie wird der Unterschied zwischen relativer und absoluter Risikoreduktion verdeutlicht: Obgleich in der mit Simvastatin behandelten Gruppe 72 weniger Todesfälle als in der Plazebogruppe auftraten, entspricht dies einer nur 3,3%igen Senkung des absoluten Risikos. Hingegen errechnet sich hier eine 30%ige Reduktion des relativen Risikos (Abb. **1**).

Symbole zur wissenschaftlichen Evidenz

Die Prävention und Therapie von Schlaganfall und Herzinfarkt sollte nach Möglichkeit den Prinzipien der evidenzbasierten Medizin folgen. Die Autoren haben daher – wo immer möglich – versucht, bei ihren Therapieempfehlungen zu kennzeichnen, ob es sich um therapeutische oder interventionelle Maßnahmen handelt, die durch entweder eine sehr gro-

Evidenzbasierte Medizin

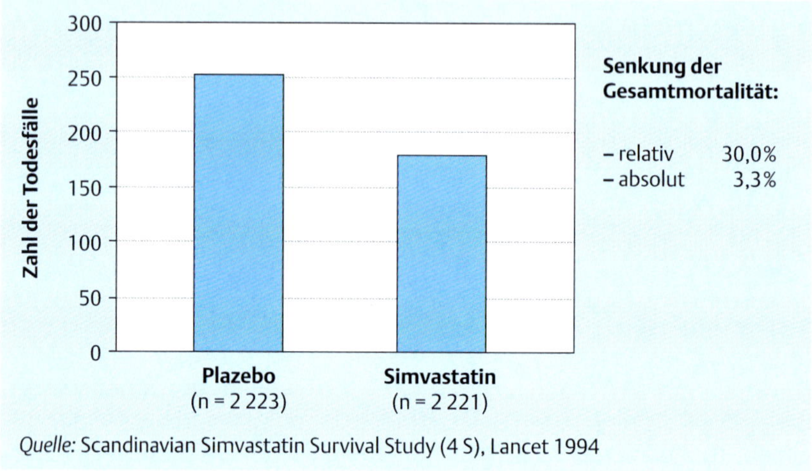

Abb. **1** Relatives Risiko: Faktor, der angibt, wievielmal häufiger oder seltener ein bestimmtes Ereignis in einer Population auftritt.

ße randomisierte Studie, mehrere mittelgroße Studien oder eine Metaanalyse belegt sind (↑↑). Therapiemaßnahmen oder Interventionen, die durch zumindest eine prospektive randomisierte Studie belegt sind, sind mit (↑) gekennzeichnet. Es gibt eine Reihe pathophysiologisch begründeter Therapieempfehlungen, die wissenschaftlich nicht belegt sind. Dazu gehört beispielsweise die Flüssigkeitssubstitution bei exsickierten Patienten mit einem frischen Myokardinfarkt oder mit einem Schlaganfall (→). Eine Reihe von Therapien oder Interventionen ist aber wissenschaftlich gut untersucht, und es hat sich herausgestellt, dass sie entweder einer anderen Maßnahme nicht überlegen sind oder sogar im Vergleich zu Plazebo oder einer anderen Maßnahme ein höheres Risiko tragen bzw. dass das Risiko den Nutzen übersteigt. Diese Studien sind durch zwei Pfeile nach unten gekennzeichnet (↓↓).

Therapieempfehlungen nach EBM gekennzeichnet

EBM als Orientierung

Individuelle Anpassung

Die Autoren sind der Meinung, dass in Bereichen, in denen genügend valide Ergebnisse klinischer Studien vorliegen, sich die Therapie des einzelnen Patienten, soweit die entsprechenden Ein- und Ausschlusskriterien erfüllt sind, an der evidenzbasierten Medizin orientieren sollte. Vordringlichste Aufgabe des behandelnden Arztes ist, dass er unter Kenntnis seines langjährig behandelten Patienten diese Therapieprinzipien auf die individuellen Bedürfnisse und Risikostrukturen des Patienten anpasst (Tab. **1**).

Tab. **1** Symbole zur wissenschaftlichen Evidenz

↑↑	Therapie oder Maßnahme ist durch eine sehr große randomisierte Studie, mehrere kleinere Studien oder eine Metaanalyse belegt
↑	Therapie oder Maßnahme ist durch eine prospektive randomisierte Studie belegt
→	Pathophysiologisch begründete Therapieempfehlung ohne wissenschaftlichen Nachweis
↓↓	Wirksamkeit der Therapie oder Maßnahme nicht ausreichend belegt

1.2 Kosten

1.2.1 Kosten des Myokardinfarktes

Herz-Kreislauf-Erkrankungen sind in Deutschland immer noch Todesursache Nummer eins. Jährlich sterben in Deutschland zwischen 230 000 und 260 000 Patienten an den Folgen einer koronaren Herzerkrankung. Die Hälfte der Todesfälle ist allein durch die Folgen eines Myokardinfarktes bedingt.

Herzkreislauferkrankungen Todesursache Nr. 1

Durch die Behandlung der koronaren Herzerkrankung entstehen sowohl direkte als auch indirekte Kosten, die das Budget der Krankenkassen enorm belasten.

So gehören zu den direkten Kosten die Ausgaben für erforderliche Krankenhausaufenthalte, diagnostische und therapeutische Maßnahmen (z. B. Koronarangiographien, Ballondilatationen und Bypassoperation) wie auch stationäre Behandlungen in Rehabilitationskliniken.

KHK verursacht direkte und indirekte Kosten

Indirekte Kosten werden verursacht durch wiederholte Arbeitsausfälle und krankheitsbedingte Frühberentung (Tab. **2**).

Tab. **2** Kosten des Myokardinfarktes

230 000 – 260 000 Patienten sterben pro Jahr an KHK, davon entstehen

direkte Kosten	**indirekte Kosten**
▪ Krankenhaus	▪ Arbeitsausfall
▪ Interventionen	▪ Frühberentung
▪ Rehabilitation	

Kosten für kardiologische Diagnostik und Therapie

Kostenexplosion durch medizinischen Fortschritt

Auch in der Kardiologie hat die medizinische Weiterentwicklung zu einem enormen Anstieg der Kosten geführt. Allein im Jahr 2001 wurden in Deutschland 611863 Linksherzkatheteruntersuchungen durchgeführt, wodurch Kosten in Höhe von ca. 459 Mio. EUR verursacht wurden. Entsprechend den Zahlen des Bruckenberger-Reports erhielten im Jahr 2001 195 000 Koronarpatienten eine Ballondilatation (PTCA), dabei wurden 148 853 Stentanwendungen durchgeführt. Die für diese interventionelle Therapie geschätzten Kosten liegen bei 646 Mio. EUR.

Zunahme diagnostischer und therapeutischer Interventionen

Koronarangiographie ca. 750 EUR
PTCA ca. 3300 EUR
Bypass-Operation ca. 15 500 EUR

Die Zahl der Bypassoperationen hat wegen der Zunahme der Angioplastien gering abgenommen, trotzdem wurden 2001 71215 Myokard-Revaskularisationsoperationen durchgeführt. Berechnet man für eine Bypassoperation einen durchschnittlichen Preis von 15 500 EUR, entstehen jährliche zusätzliche Gesamtkosten von ca. 1497 Mio. EUR.

Für die Kostenträger verbindet sich mit den im Jahr 2001 erfolgten Linksherzkatheteruntersuchungen, PTCAs, Stents, Herzoperationen mit Herzlungenmaschinen und den Anschluss-Heil-Rehabilitationsmaßnahmen geschätzte Kosten von ca. 2,85 Mrd. EUR.

Es ist hier kritisch zu hinterfragen, ob die hohe Anzahl an Koronarangiographien, Ballondilatationen und Bypassoperationen wirklich notwendig sind. Im Vergleich zu anderen Ländern (z. B. Großbritannien) belegt hier Deutschland einen Spitzenplatz, ohne dass die Lebenserwartung wirklich signifikant höher liegt.

1.2.2 Kosten des Schlaganfalls

Schlaganfall Todesursache Nr. 3

Schlaganfall ist die dritthäufigste Todesursache nach Myokardinfarkt und malignen Tumoren. Gravierend sind die Kosten, die durch Schlaganfälle entstehen. Während die Akutkosten im Krankenhaus und in der Rehabilitation überschaubar sind, verbleibt ein Drittel der Patienten pflegebedürftig und wird dann entweder zu Hause von den Angehörigen bzw. in entsprechenden Pflegeeinrichtungen versorgt. Dies bedingt außerordentlich hohe Kosten und eine schwere psychische und finanzielle Belastung der Angehörigen und der Familie. Bei Menschen, die noch im Arbeitsleben stehen, entstehen indirekte Kosten durch Arbeitsausfall und vorzeitige Berentung (Tab. **3**).

Enorm hohe Folgekosten

Tab. **3** Kosten des Schlaganfalls

direkte Kosten	**indirekte Kosten**
– Krankenhaus	– vorzeitige Berentung
– Rehabilitation	– Pflege durch Angehörige
– Pflege	

Direkte Kosten

Deutschland 25 000 – 35 000 EUR USA 40 000 $

Berücksichtigt man nur die direkten Kosten, so muss damit gerechnet werden, dass in Deutschland ein Schlaganfall zwischen 25 000 und 35 000 EUR und in den Vereinigten Staaten 40 000 US-$ kostet. Die Kosten in den ersten 3 Monaten für Akutkrankenhaus, Rehabilitation und ambulante Versorgung liegen zwischen 6000 und 8000 EUR. Wird ein Patient permanent pflegebedürftig, liegen die Kosten bei etwa 50 000 EUR. Gelingt es, durch eine optimale Akuttherapie nur 10 Patienten pro Jahr in einem Krankenhaus so zu behandeln, dass sie nicht pflegebedürftig werden, sondern sich von ihrem Schlaganfall so weit erholen, dass sie Selbstversorger sind bzw. nur minimal auf fremde Hilfe angewiesen sind, ergibt sich eine Kostenersparnis für das Gesundheits- und Sozialsystem von 500 000 EUR im Jahr. Die eingesparten Kosten decken bereits fast ganz die zusätzlichen Betriebskosten einer Schlaganfall-Spezialstation (Stroke Unit).

Optimale Akuttherapie spart Folgekosten

2 Primärprävention

2.1 Primärprävention des Schlaganfalls

2.1.1 Risikofaktoren

Angesichts des persönlichen Leids und der Kosten für das Gesundheitssystem sollte naturgemäß versucht werden, Schlaganfälle von vornherein zu verhindern. Dies setzt voraus, dass Risikofaktoren bekannt sind und dass es Interventionsstudien gibt, die belegen, dass die Behandlung eines entsprechenden Risikofaktors tatsächlich zu einer signifikanten Reduktion von Schlaganfällen führt. Weiterhin muss belegt sein, dass diese Prävention mit einem vertretbaren Risiko durchgeführt werden kann und dass sie kostengünstig ist.

Behandlung von Risikofaktoren

Nicht beeinflussbare Risikofaktoren

Es gibt eine Reihe von Risikofaktoren, die bekannt, aber nicht zu beeinflussen sind. Die Schlaganfallhäufigkeit nimmt mit dem Alter zu. Männer haben eine geringere Lebenserwartung, aber trotzdem eine um 19% größere Wahrscheinlichkeit, einen Schlaganfall zu erleiden. Dies mag zum einen daran liegen, dass Männer häufiger vaskuläre Risikofaktoren aufweisen, diese im Gegensatz zu Frauen weniger konsequent behandeln, aber auch möglicherweise daran, dass Frauen zumindest bis zur Menopause durch die weiblichen Geschlechtshormone geschützt sind. Auch Unterschiede in der Rasse bedingen ein unterschiedliches Schlaganfallrisiko. Menschen dunkler Hautfarbe in den Vereinigten Staaten haben ein deutlich höheres Risiko als Menschen weißer Hautfarbe, auch wenn man für die unterschiedlichen sozialen Verhältnisse und Risikofaktoren korrigiert. Menschen in China und Japan haben im Vergleich zu Europäern ein höheres Risiko einer zerebralen Blutung und im Verhältnis dazu ein geringeres Risiko einer zerebralen Ischämie. Ganz unabhängig von den Risikofaktoren gibt es offenbar auch eine genetische Disposition zum Schlaganfall, ein Phänomen, was im Moment in großen populationsgenetischen Untersuchungen analysiert wird.

Alter,
Geschlecht,
(Männer + 19%),
Rasse,
genetische Belastung

Beeinflussbare Risikofaktoren

Hypertonie, Herzerkrankungen, Rauchen, Diabetes

Es gibt aber auch eine ganze Reihe behandelbarer Risikofaktoren, deren wichtigster die arterielle Hypertonie ist. Bei Patienten mit erhöhtem Blutdruck ist das relative Risiko eines Schlaganfalls um den Faktor 2–4 erhöht. Auch viele kardiale Erkrankungen (Einzelheiten siehe Teil Kardiologie) gehen mit einem erhöhten Risiko einher. Dazu gehören u.a. Herzrhythmusstörungen wie die absolute Arrhythmie, Klappendefekte, der frische Myokardinfarkt, ausgeprägte Motilitätsstörungen des Herzens, die Herzinsuffizienz und ein offenes Foramen ovale mit Septumaneurysma. Neue Studien zeigen, dass der Mitralklappenprolaps kein erhöhtes Risiko für Schlaganfälle darstellt.

Ein weiterer wichtiger Risikofaktor ist das Rauchen. Hier ist das Risiko eines Schlaganfalls um den Faktor 1,5–2,5 erhöht. Es gibt leider bisher keine großen Interventionsstudien, die den Einfluss einer erfolgreichen Entwöhnung vom Rauchen auf die zukünftige Schlaganfallrate untersucht hätten. Es gibt aber epidemiologische Studien, die *eindeutig* zeigen, dass Ex-Raucher ein niedrigeres Schlaganfallrisiko haben als Raucher und dass es etwa 5 Jahre dauert, bis Ex-Raucher das Risiko von Nichtrauchern erreicht haben.

Auch der Diabetes mellitus ist ein relevanter Risikofaktor. Hier ist das Schlaganfallrisiko um den Faktor 1,5–3 erhöht. Große Interventionsstudien haben allerdings ergeben, dass eine konsequente Behandlung des Diabetes mellitus vor allem die Mikroangiopathie in Form der diabetischen Retinopathie, der Nierenschädigung und der Polyneuropathie positiv beeinflusst. Eine signifikante Reduktion von Schlaganfällen konnte mit den bisherigen therapeutischen Maßnahmen nicht erreicht werden. Obwohl erhöhtes Cholesterin wahrscheinlich kein Risikofaktor ist, bedingt eine Prophylaxe mit Statinen eine signifikante Reduktion vaskulärer Ereignisse.

Unterschiedl. Risikofaktoren für Schlaganfall und Herzinfarkt

Für den Schlaganfall unterscheidet sich das Risikofaktorenprofil von dem des Myokardinfarkts. So ist bisher umstritten, ob erhöhtes Cholesterin tatsächlich einen Risikofaktor für den Schlaganfall darstellt. Für erhöhte Triglyzeride ist der wissenschaftliche Beweis eines Zusammenhangs mit der Schlaganfallhäufigkeit bisher nicht erbracht worden. Zweifelsfrei erhöht Alkoholmissbrauch das Schlaganfallrisiko, vor allem das Risiko zerebraler Blutungen. Kleine Mengen von Alkohol haben einen protektiven Effekt bezüglich des Schlaganfalls. Bewegungsmangel ist ebenfalls mit einem erhöhten Schlaganfallrisiko assoziiert. Bewegungsmangel führt auch häufig zu Übergewicht, so dass diese beiden Risikofaktoren meist zusammen auftreten. Patienten, die unter einer

Tab. **4** Beeinflussbare Risikofaktoren

	relatives Risiko
Hypertonie	(× 2,0 – 4,0)
kardiale Erkrankungen	(× 2,0 – 4,0)
Rauchen	(× 1,5 – 2,5)
Diabetes mellitus	(× 1,5 – 3,0)
erhöhtes Cholesterin	(× 1,0 – 2,0)
erhöhte Triglyzeride	(× ?)
Alkoholmissbrauch	(× 1,0 – 3,0)
Bewegungsmangel	(× 1,8 – 3,5)
Übergewicht	
Migräne	

Migräne ohne Aura leiden, haben kein signifikant erhöhtes Schlaganfallrisiko. Vor allem Frauen mit einer Migräne mit Aura, die übergewichtig sind, orale Kontrazeptiva einnehmen, unter einer Hypertonie leiden und rauchen, haben eindeutig ein erhöhtes Schlaganfallrisiko, wobei das absolute Risiko gering, das relative Risiko um den Faktor 2 erhöht ist.

Einzelne Risikofaktoren potenzieren sich

Wichtig ist die Feststellung, dass sich Risikofaktoren nicht addieren, sondern potenzieren. So hat beispielsweise ein Patient, der eine Hypertonie hat, raucht und einen Diabetes mellitus hat, nicht ein 6fach erhöhtes Risiko, wie sich bei der Addition des relativen Risikos ergeben würde, sondern ein 12fach erhöhtes Schlaganfallrisiko (Tab. **4**).

Hypertonie als Risikofaktor

9 prospektive Studien
n = 420 000
RR_{Dia} + 5 mm Hg: Schlaganfallrate + 46 %
(McMahon et al., Lancet 1990)

Der wichtigste Risikofaktor ist die Hypertonie. Es gibt 9 große prospektive Studien mit zusammen 420 000 Personen, die über einen längeren Zeitraum beobachtet wurden. Dabei ergab sich, dass eine Steigerung des diastolischen Blutdrucks um 7,5 mm Hg eine Erhöhung der Schlaganfallrate um 46 % mit sich bringt. Diese erhöhte Quote gilt sowohl für zerebrale Ischämien wie für zerebrale Blutungen (Abb. **2**).

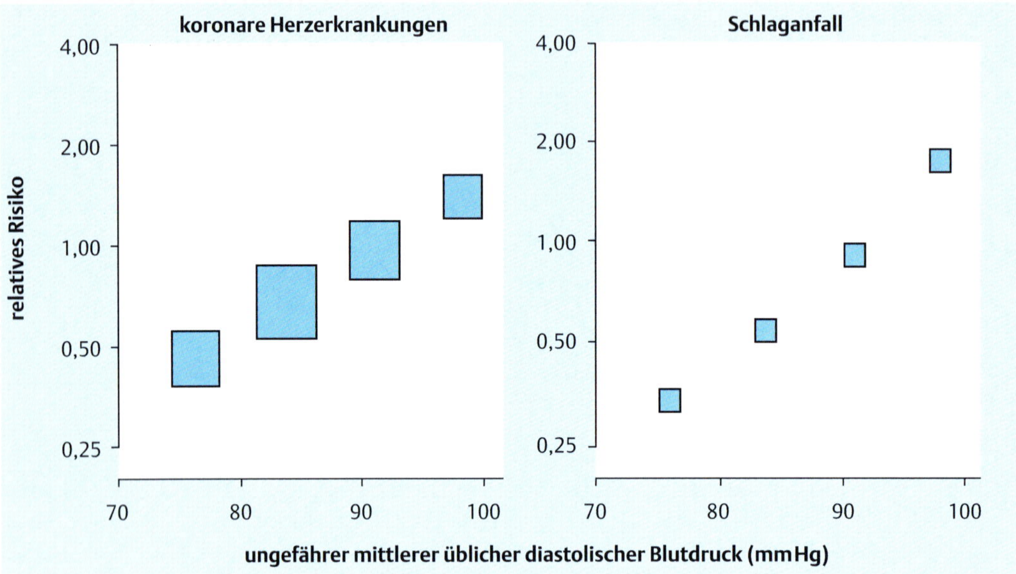

Abb. **2** Relatives Risiko für koronare Herzerkrankung (CHD) und Schlaganfall in Abhängigkeit vom diastolischen Blutdruck (WHO-ISH Hypertension Guidelines). Für beide Krankheitsbilder besteht ein linearer Bezug zwischen Blutdruck und Risiko.

Risikoreduktion durch Therapie des Hypertonus

Die Bedeutung eines Risikofaktors kann nur dann erwogen werden, wenn Interventionsstudien eindeutig belegen, dass eine Behandlung der entsprechenden Krankheit auch tatsächlich zu einer Reduktion des Zielereignisses führt. Eine große Metaanalyse, die im Jahr 1990 publiziert wurde, umfasst 14 prospektive plazebokontrollierte Studien mit insgesamt 37 000 Patienten mit erhöhtem Blutdruck (Tab. **5**). Eine durchschnittliche Reduktion des Blutdrucks um 5,8 mm Hg erbrachte eine 42 %ige Reduktion der Schlaganfallhäufigkeit. Dieser Unterschied war hoch signifikant. In den 14 Studien wurden ganz überwiegend Diuretika und Betablocker verwendet, so dass der wissenschaftliche Beweis zunächst nur für diese beiden Substanzgruppen (und Kalziumantagonisten) geführt werden konnte.

Metaanalyse 1990: RR-Senkung verringert Risiko

Tab. **5** Metaanalyse: Behandlung der Hypertonie

- 14 prospektive Studien
- n = 37 000
- Reduktion des Blutdruckes um 5,8 mm Hg
  = 42 % Reduktion der Schlaganfallhäufigkeit ↑↑
- verwendete Substanzen: Diuretika, Betablocker

Collins et al., Lancet 1990

Studienergebnisse der SHEP- und der SYST-EUR-Studie

Lange Zeit war man davon ausgegangen, dass sich eine Hypertoniebehandlung bei älteren Menschen nicht lohnt, da man die Zielereignisse nicht ausreichend beeinflussen kann. Die große SHEP-Studie schloss Patienten über 60 Jahren ein, die einen systolischen Blutdruck von über 160 mm Hg hatten und einen normalen diastolischen Blutdruck. Die Patienten wurden entweder mit einem Betablocker oder Plazebo über einen Zeitraum von 4,5 Jahren behandelt. Die relative Risikominderung für den Schlaganfall betrug 36 %. Damit war eindeutig belegt, dass auch ältere Menschen mit einer isolierten systolischen Hypertonie ganz eindeutig von einer Blutdruckbehandlung profitieren.

RR-Senkung auch für Patienten > 60

In einer weiteren Studie, der SYST-EUR-Studie, wurden ebenfalls ältere Menschen eingeschlossen, diese aber mit dem Kalziumantagonisten Nitrendipin oder Plazebo behandelt. Einschlusskriterium war ein systolischer Blutdruck von über 160 mm Hg und ein diastolischer Blutdruck unter 95 mm Hg. Die Beobachtungszeit betrug 2 Jahre. Die relative Risikominderung zugunsten von Nitrendipin betrug 44 % (Tab. **6**).

Tab. **6** Studienergebnisse SHEP und SYST-EUR

	SHEP	SYST-EUR
Alter	> 60 Jahre	> 60 Jahre
n	4736	4695
RR systolisch	> 160 mm Hg	> 160 mm Hg
RR diastolisch	normal	> 95 mm Hg
Dauer	4,5 Jahre	2 Jahre
RRR (Schlaganfall)	– 36 %	– 44 %

RRR = relative Risikoreduktion
SHEP, JAMA 1991; SYST-EUR, Lancet 1998

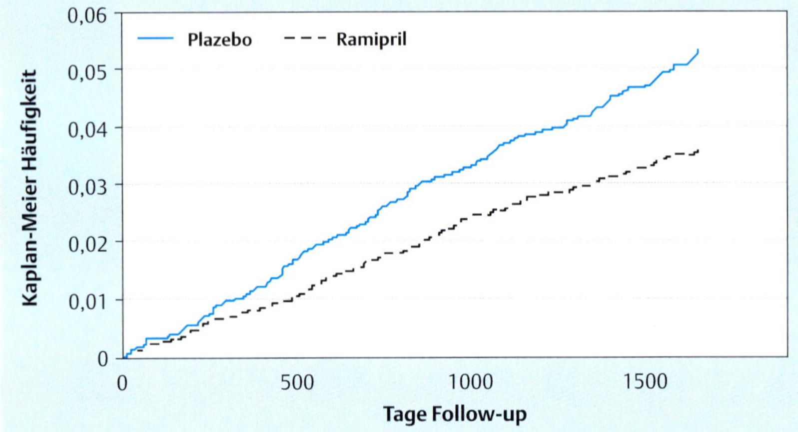

Abb. **3** Hypertoniebehandlung mit ACE-Hemmern (HOPE). Schlaganfallhäufigkeit innerhalb von 4,5 Jahren in der HOPE-Studie. Verglichen wurden 10 mg Ramipril mit Plazebo bei 9292 Patienten mit vaskulärer Erkrankung, vaskulären Risikofaktoren oder Diabetes mellitus. Die relative Risikoreduktion zugunsten von Ramipril beträgt 32 %.

Studienergebnisse zu neuen Antihypertensiva

Antihypertensiva bez. Schlaganfall unterschiedlich wirksam

Offenbar sind nicht alle blutdrucksenkenden Medikamente bezüglich der Risikoreduktion für den Schlaganfall gleich wirksam. Eine kürzlich publizierte große Studie zeigte, dass ACE-Hemmer die Gesamtmortalität genauso senken wie Betablocker. Betrachtete man allerdings nur den isolierten Endpunkt Risikoreduktion des Schlaganfalls, waren Betablocker eindeutig wirksamer als der ACE-Hemmer Captopril. Entsprechende Interventionsstudien zu den anderen modernen Antihypertensiva werden weiter unten erwähnt. Ursprünglich war angenommen worden, dass der Blutdruck nicht zu stark gesenkt werden sollte. Hintergrund dieser Annahme war die Angst, dass es bei zu starker Blutdrucksenkung zu einer Minderperfusion des Gehirns und dabei zu Schlaganfällen kommen könnte. Die **HOPE-Studie,** in der der ACE-Hemmer Ramipril mit Plazebo verglichen wurde, zeigte allerdings, dass die Risikoreduktion für den Schlaganfall umso besser ist, je mehr der Blutdruck gesenkt wird (Abb. **3**). Es gibt daher mit Ausnahme der Verträglichkeit aus der Sicht des Patienten keinen unteren Wert, der bezüglich einer Blutdrucksenkung nicht unterschritten werden sollte. Die **ALLHAT-Studie** zeigte, dass Diuretika in der Schlaganfallprävention besser wirksam sind als Alphablocker. In der großen **LIFE-Studie** ergab sich eine Überlegenheit des Angiotensin-II-Antagonisten Losartan im Vergleich zu dem Betablocker

RR soweit wie möglich senken

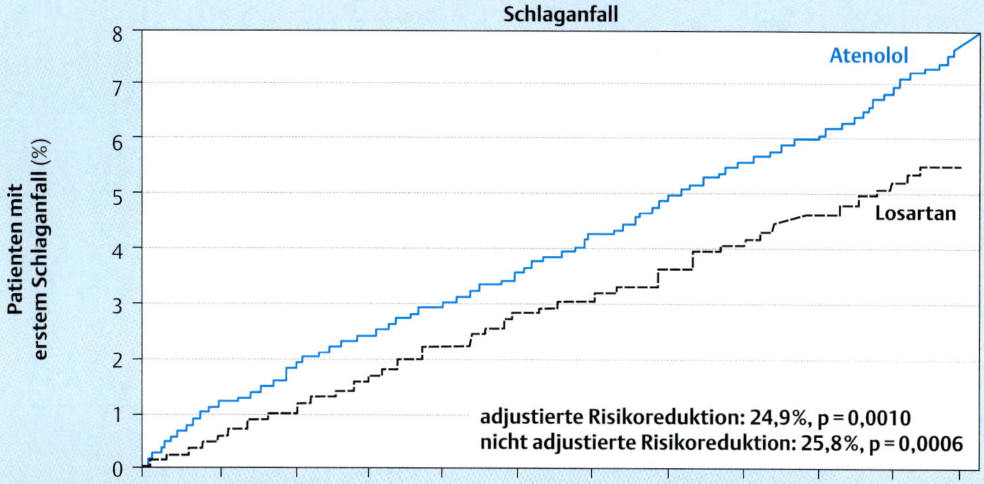

Anzahl risikogefährdeter Patienten

Losartan	4605	4528	4469	4408	4332	4273	4224	4166	4117	3974	1928	925
Atenolol	4588	4490	4424	4372	4317	4245	4180	4119	4055	3894	1901	897

Quelle: Lancet, 2002

Abb. **4** Schlaganfallrisiko in der LIFE-Studie. Verglichen wurden bei 9193 Patienten mit Hypertonie und Herzinsuffizienz Losartan und Atenolol über einen Zeitraum von 4 Jahren. Die relative Risikoreduktion für Schlaganfälle zugunsten von Losartan betrug 25 %.

Atenolol für die Prävention vaskulärer Ereignisse. In beiden Therapiegruppen war die Senkung des Blutdrucks identisch (Abb. **4**).

Ein weiterer Teil der ALLHAT-Studie verglich das Diuretikum Chlortalidon (n = 15 255) mit dem Kalzium-Kanalblocker Amlodipin (n = 9048) und dem ACE-Hemmer Lisinopril (n = 9054) bei Patienten mit Hypertonie und einem weiteren vaskulären Risikofaktor. Insgesamt wurden während des Studienzeitraums 1509 Schlaganfälle beobachtet. Die 6-Jahresrate pro 100 Personen war unter Amlodipin mit 5,4 am niedrigsten, unter dem Diuretikum etwas höher (5,6) und unter dem ACE-Hemmer sogar signifikant höher (6,3). Die kumulative Schlaganfallhäufigkeit ist in Abb. **5** dargestellt.

2.1.2 Empfehlungen zur Risikoreduktion

Konsequente antihypertensive Therapie

Aus den oben referierten wissenschaftlichen Erkenntnissen und Studien resultiert, dass bei allen Patienten mit einem erhöhten Blutdruck eine konsequente antihypertensive Therapie erfolgen sollte. Wissenschaftlich

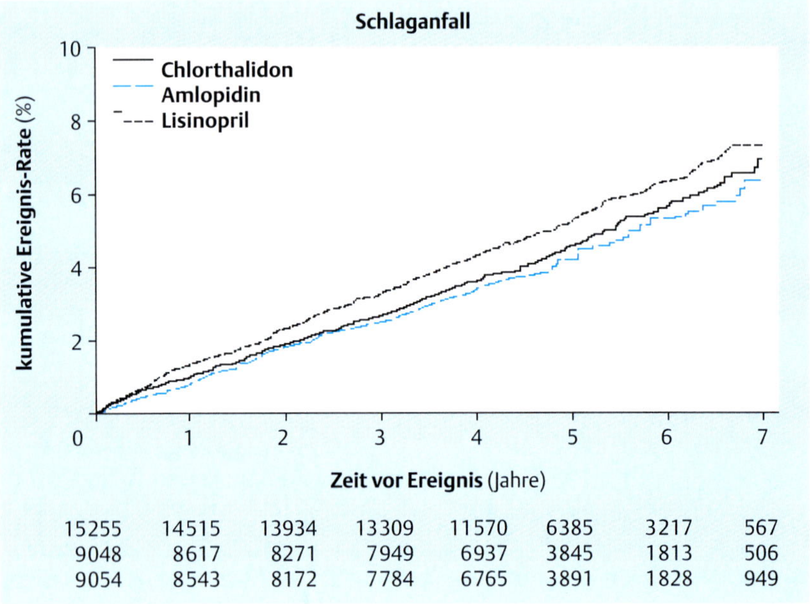

Abb. **5** Kumulative Schlaganfallhäufigkeit in der ALLHAT-Studie über 7 Jahre. Der Kalziumantagonist Amlodipin und das Diuretikum Chlorthalidon reduzieren das Schlaganfallrisiko besser als der ACE-Hemmer Lisinopril (aus JAMA, 2002).

belegt ist dies für Diuretika, Betablocker, Kalziumantagonisten, ACE-Hemmer und Angiotensin-II-Rezeptor-Antagonisten. Große Interventionsstudien zur Gewichtsreduktion, Reduktion von Alkohol, vermindertem Salzkonsum und vermehrter Bewegung bei Patienten mit Hypertonie gibt es bezüglich des Schlaganfallrisikos nicht. Kleinere Studien belegen allerdings, dass salzarme Kost mit viel Obst das Risiko eines Herzinfarktes und eines Schlaganfalls reduziert. Patienten mit zahlreichen vaskulären Risikofaktoren, insbesondere solche mit einer Mehrgefäßkoronarerkrankung, sollten allerdings, bevor der Blutdruck massiv gesenkt wird, mithilfe der Ultraschallsonographie an den hirnversorgenden Gefäßen untersucht werden. Patienten mit bilateralen Verschlüssen der A. carotis interna oder hochgradigen Stenosen sind potenziell schlaganfallgefährdet, wenn der Blutdruck zu schnell und zu weit gesenkt wird (Tab. **7**).

Doppler-Sonographie bei Risikopatienten

Tab. **7** Empfehlung

1. Konsequente antihypertensive Therapie senkt das Schlaganfallrisiko	↑↑
2. Bei Risikopatienten Doppler-Sonographie durchführen	→

2.2 Primärprävention des Herzinfarktes

2.2.1 Risikofaktoren

Nicht beeinflussbare Risikofaktoren

Die Entstehung der Arteriosklerose, insbesondere der Koronarsklerose wird durch zahlreiche Risikofaktoren beeinflusst. Ältere Leute und Männer haben ein höheres Risiko als Jüngere und Frauen. In den letzten Jahren mehren sich die Erkenntnisse, dass auch die genetische Prädisposition einen wesentlichen Risikofaktor bei der Entstehung der koronaren Herzerkrankung darstellt. Es ist zu erwarten, dass in der Zukunft bestimmte Kandidatengene identifiziert werden, die bei der Atherogenese eine wesentliche Rolle spielen.

Alter
Geschlecht
genetische Belastung

Beeinflussbare Risikofaktoren

Bei der Entstehung der koronaren Herzerkrankung sind besonders Risikofaktoren wie Hypercholesterinämie, Nikotinabusus, Diabetes mellitus und die arterielle Hypertonie von Bedeutung.

Hypercholesterinämie,
Hypertonie,
Rauchen,
Diabetes mellitus

Die Anhäufung verschiedener dieser Risikofaktoren führt zu einer deutlichen Potenzierung des Risikos.

Der PROCAM-Score

In der PROCAM-Studie wurde ein Score für die Ausprägung verschiedener Risikofaktoren ermittelt. Mithilfe dieses Scores lässt sich das geschätzte Herzinfarktrisiko errechnen.

PROCAM-Score
berechnet
Herzinfarktrisiko

Tab. **8** zeigt die Punktezuordnung für die unterschiedlichen Risikofaktoren, wobei auch Triglyzeride und HDL-Cholesterin mitberücksichtigt sind. Der errechnete Score hängt ganz wesentlich vom Alter und der Höhe des LDL-Cholesterins ab.

Tab. **8** PROCAM-Score für verschiedene Risikofaktoren

Alter (Jahre)		**LDL-Cholesterin (mg/dl)**		**systolischer Blutdruck (mmHg)**	
35–39	0	< 100	0	< 120	0
40–44	6	100–129	5	120–129	2
45–49	11	130–159	10	130–139	3
50–54	16	160–189	14	140–159	5
55–59	21	> 189	20	≥ 160	8
60–65	26				
Triglyzeride (mg/dl)		**HDL-Cholesterin (md/dl)**		**Raucher**	
< 100	0	< 35	11	nein	0
100–149	2	35–44	8	ja	8
150–199	3	45–54	5		
> 199	4	> 54	0		
		Diabetiker		**positive Familienanamnese**	
		nein	0	nein	0
		ja	6	ja	4

Assmann, Cullen, Schulte. Circulation 2002; 105: 310–315

In der PROCAM-Studie wurden auf diese Weise das Herzinfarktrisiko in 10 Jahren sowie die Prävalenz in der männlichen Bevölkerung ermittelt. In dem Untersuchungskollektiv haben allein 15% der Individuen ein geschätztes 10-Jahres-Infarktrisiko von 10–20% (Abb. **6**, Tab. **8**).

Die Einschätzung des Infarktrisikos ist von wesentlicher Bedeutung für die Wahl der therapeutischen Maßnahmen, die sich bei Individuen mit erhöhtem Risiko auch in der Primärprävention auf die beeinflussbaren Risikofaktoren konzentrieren.

Hypertonie

RR-Senkung verringert kardiovaskuläres Risiko

Zahlreiche Primärpräventionsstudien bei Hochdruckpatienten haben den Einfluss einer blutdrucksenkenden Therapie auf die kardiovaskuläre Mortalität und die koronare Herzkrankheit untersucht. Auch bei milder Hypertonie führt eine 4- bis 5-jährige blutdrucksenkende Therapie zu einer deutlichen Reduktion des relativen Risikos für die kardiovaskuläre

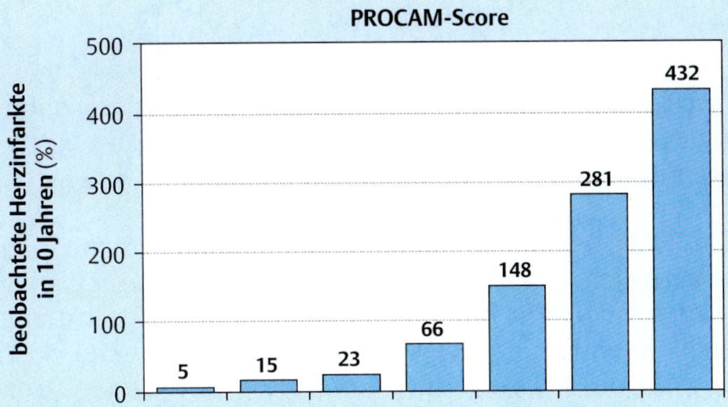

PROCAM-Score	0–20	21–28	29–37	38–44	45–53	54–61	>61
geschätztes Herzinfarktrisiko in 10 Jahren (%)	<1	1–2	2–5	5–10	10–20	20–40	≥40
Prävalenz (%)	16,8	16,7	25,7	18,2	15,0	5,5	2,0

Quelle: Assmann, Cullen, Schulte; Circulation, 105: 310–315; 2002

Abb. **6** Abschätzung des Herzinfarktrisikos anhand des PROCAM-Score.

Tab. **9** Hypertonie als koronarer Risikofaktor: relative Risikoabnahme innerhalb von 4–5 Jahren blutdrucksenkender Therapie

	bei milder Hypertonie	bei Altershochdruck
kardiovaskuläre Mortalität	37%	38%
KHK	12%	14%

(VA II, USPH, Australian, MRC, EWPHE)

Mortalität. Der Einfluss auf koronare Ereignisse, wie z.B. Herzinfarkt, ist jedoch deutlich geringer.

Ein langjähriger und unbehandelter Hochdruck verursacht eine Linksherzhypertrophie mit der möglichen Folge einer Einschränkung der linksventrikulären Pumpfunktion. So kann ein langjährig nicht behandelter Hochdruck zu einer schweren Herzinsuffizienz führen (Tab. **9**).

2.2.2 Risikoreduktion durch Blutdrucksenkung

Antihypertensive Therapie bereits bei mildem Hypertonus

Primärpräventionsstudien bei Patienten mit stark erhöhtem Blutdruck zeigen, dass eine blutdrucksenkende Therapie zu einer signifikanten KHK-Risikoreduktion führt.

Obwohl die Primärpräventionsstudien bei Patienten mit milder Hypertonie bezüglich der Reduktion des KHK-Risikos weniger überzeugend sind, ist auch bei diesen Patienten aus kardiologischer Sicht eine drucksenkende Therapie unbedingt erforderlich. Die konsequente Behandlung des milden Hochdrucks führt zu einer Reduktion der kardiovaskulären Mortalität, wahrscheinlich bedingt durch die verringerte Entwicklung einer Herzinsuffizienz (Tab. **10**).

Tab. **10** Empfehlung: Behandlung der Hypertonie

- eindrucksvoller Effekt der Blutdrucksenkung hinsichtlich der KHK-Risikoreduktion nur bei stark erhöhtem Blutdruck bewiesen ↑↑
- bei milder Hypertonie ↑
- Blutdrucksenkung zur Reduktion der kardiovaskulären Mortalität auch bei milder Hypertonie ↑↑

2.3 Hypercholesterinämie als Risikofaktor

2.3.1 Hypercholesterinämie und Herzinfarkt

Die Hypercholesterinämie gilt als einer der wesentlichsten Risikofaktoren für die Entstehung der koronaren Herzkrankheit. Sowohl in der Framingham-Studie, der Münsteraner PROCAM-Studie, als auch in der MRFIT-Studie wurden an insgesamt mehr als 100 000 Patienten eindrucksvoll dokumentiert, dass ein erhöhtes Gesamt- und LDL-Cholesterin sowie ein niedriges HDL-Cholesterin unabhängige Risikofaktoren für die koronare Herzkrankheit sind.

Unabhängige Risikofaktoren: Gesamtcholesterin/ LDL-Cholesterin hoch, HDL-Cholesterin niedrig

Erhöhte Triglyzeride sind als unabhängiger Risikofaktor weniger sicher dokumentiert. Allerdings sind erhöhte Triglyzeridwerte meist mit niedrigem HDL-Cholesterin assoziiert. Auch gelten metabolische Produkte triglyzeridreicher Lipoproteine, so genannte Remnantpartikel, als atherogene Lipoproteine.

MRFIT-Studie

Die MRFIT-Studie gilt als größte epidemiologische Untersuchung, bei der mehr als 360 000 35- bis 57-jährige Männer über einen Zeitabschnitt von 6 Jahren beobachtet wurden (Abb. **7**). Es konnte ein enger Zusammenhang zwischen Serum-Cholesterinspiegel und koronarer Mortalität nachgewiesen werden. Man erkennt hier ab einem Serumcholesterinwert über 220 mg/dl eine steile Zunahme des koronaren Risikos.

Serumcholesterin ≥ 220 mg/dl: drastische Zunahme der KHK-Mortalität

Framingham-Studie

Ein niedriges HDL-Cholesterin gilt als unabhängiger Risikofaktor. Daten aus der Framingham-Studie weisen auf die Bedeutung des HDL-Cholesterins für die KHK-Risikoeinschätzung hin (Abb. **8**). Patienten mit mäßig erhöhtem LDL-Cholesterin, aber hohem HDL-Cholesterin haben ein nur sehr geringes KHK-Risiko, während das Risiko bei Patienten mit niedrigem HDL-Cholesterinspiegel sich fast verdoppelt.

Niedriges HDL-Cholesterin unabhängiger Risikofaktor für KHK

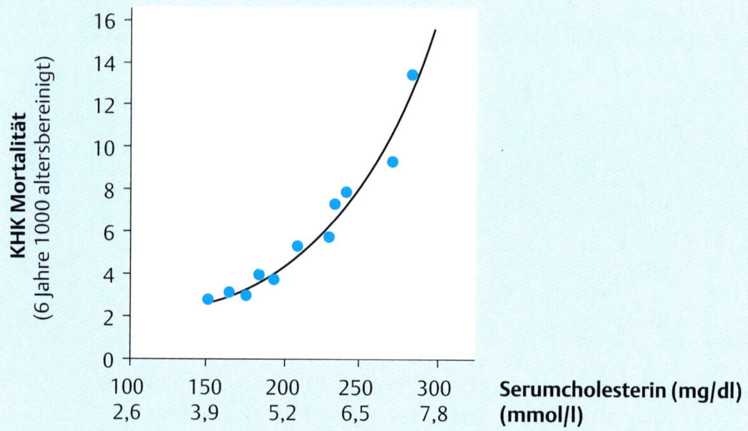

Quelle: MRFIT, JAMA 1982

Abb. **7** Hypercholesterinämie als koronarer Risikofaktor (MRFIT).

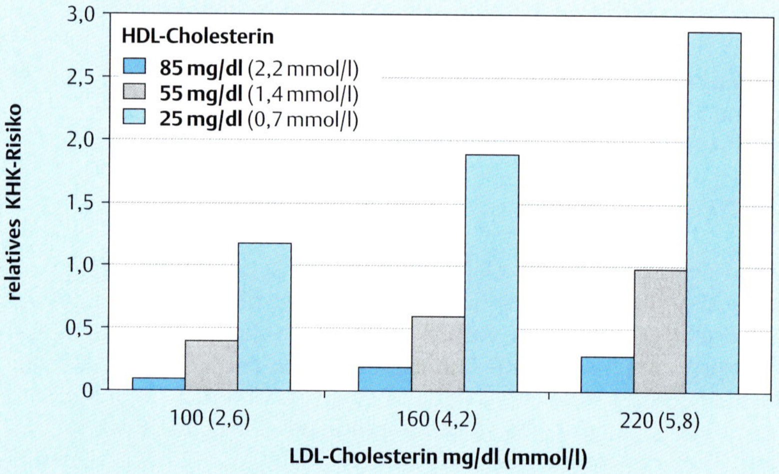

Framingham-Studie HDL: niedriges HDL-Cholesterin – ein unabhängiger Risikofaktor.

Abb. **8** Niedriges HDL-Cholesterin – ein unabhängiger Risikofaktor.

Bei einem LDL-Cholesterinwert von 220 mg/dl kann ein niedriger HDL-Cholesterinwert sogar zu einer Verdreifachung des KHK-Risikos führen.

WOS-Studie

Reduziert Cholesterinsenkung KHK-Risiko?

Der in den verschiedenen epidemiologischen Untersuchungen nachgewiesene Zusammenhang zwischen erhöhtem Cholesterinwert und koronarer Herzkrankheit ist natürlich nicht ausreichend beweisend, dass eine präventive Cholesterinsenkung zu einer Reduktion der koronaren Herzkrankheit führt. Hierzu bedurfte es erst großer Primärpräventionsstudien. Für diese Untersuchungen wurden herzgesunde Individuen ohne Nachweis einer koronaren Herzerkrankung, jedoch mit erhöhten Cholesterin- und LDL-Cholesterinwerten entweder mit Plazebo oder lipidsenkenden Substanzen behandelt. Nach einem Zeitraum von 5 bis 6 Jahren wurden Endpunkte wie nicht tödlicher Myokardinfarkt, Tod durch koronare Herzkrankheit aber auch die Gesamtmortalität verglichen. Da in einer angeblich koronargesunden Population vergleichbar wenige Ereignisse auftreten, können statistische Aussagen nur getroffen werden, wenn die Studienpopulation ausreichend groß ist.

Cholesterinsenkung reduziert Risiko für Herzinfarkt, Koronarmortalität und Tod

In der West of Scotland Coronary Prevention (WOS)-Studie wurden 6595 Männer mit einem LDL-Cholesterinwert über 155 mg/dl und einem Gesamtcholesterinwert über 232 mg/dl entweder mit 40 mg/die Pravastatin oder mit Plazebo behandelt. Nach einem Beobachtungszeitraum von 4,9 Jahren zeigte sich in der Statin-Behandlungsgruppe eine 31 %ige Risikoreduktion für nicht tödliche Myokardinfarkte, eine 28 %ige Risikoreduktion der Koronarmortalität sowie auch eine 22 %ige Reduktion der Gesamtmortalität (Tab. **11**). Ähnliche Ergebnisse zeigten sich in der AF-CAPS/TexCAPS-Studie mit Lovastatin.

Medikamentöse Cholesterinsenkung v. a. bei Risikopatienten

Diese Daten führten zu einer erneuten lebhaften Diskussion über die Cholesteringrenzwerte, bei denen eine primärpräventive medikamentöse Therapie sinnvoll ist. Nicht zuletzt auch aus gesundheitsökonomischen Aspekten ist eine medikamentöse Cholesterinsenkung in der Primärprävention besonders bei Hochrisikopatienten zu erwägen. Hierzu gehören besonders Patienten mit erhöhten Cholesterinwerten und vorliegenden weiteren Risikofaktoren wie genetischer Belastung, Diabetes mellitus, Hochdruck und Nikotinabusus (siehe PROCAM-Score, S. 20).

Tab. **11** Hypercholesterinämie als koronarer Risikofaktor (WOS)

Patienten	6595 Männer (45 – 66 Jahre) LDL > 155 mg/dl (4,0 mmol/l) Gesamtcholesterin > 232 mg/dl (6,0 mmol) ohne KHK-Anamnese	
Medikation	40 mg/d Pravastatin vs. Plazebo	
Ergebnisse	nicht tödlicher Myokardinfarkt	– 31 % relative Risikoreduktion
	Tod durch KHK	– 28 % relative Risikoreduktion
	Gesamtmortalität	– 22 % relative Risikoreduktion

Quelle: WOS-Studie (West of Scotland Coronary Prevention Study), N Engl J Med 1995; 333: 1301 – 1307

ASCOT-Studie

Die ASCOT-Studie untersuchte den Einfluss von Atorvastatin bei Patienten mit Hochdruck und „normalen" Cholesterinwerten ohne bekannte koronare Herzkrankheit. 19342 hypertensive Patienten (Alter 40 – 79 Jahre) mit wenigstens drei anderen kardiovaskulären Risikofaktoren wurden zu einer von zwei antihypertensiven Behandlungsregimen randomisiert. Davon erhielten 10305 Patienten mit Nüchtern-Gesamtcholesterinwerten < 250 mg/dl (213 ± 31 mg/dl) entweder 10 mg Atorvastatin oder Plazebo. Es war zunächst eine Studiendauer von 5 Jahren geplant. Nach 3,3 Jahren wurde jedoch die Studie abgebrochen wegen eines eindeutigen Behandlungsvorteils für die Atorvastatingruppe. Dabei zeigten sich in dem Statinarm 100 primäre Endpunkte (nicht-tödlicher Myokardinfarkt und tödliche KHK) verglichen zu 154 Ereignissen in der Plazebogruppe (p = 0,00005) (Abb. **9**). Die gesamten kardiovaskulären Ereignisse (389 vs. 486, 0,79, p = 0,00005) und gesamten koronaren Ereignisse (178 vs. 247, 0,71, p = 0,00005) waren ebenfalls in der Atorvastatingruppe signifikant niedriger (Abb. **10** u. **11**). Die Reduktion der koronaren Ereignisse war unabhängig vom Ausgangscholesterin und zeigte sich für alle Bereiche von Cholesterinwerten. Offensichtlich scheinen auch Hochdruckpatienten in besonderer Weise von einer effektiven Statintherapie zu profitieren, wie in dieser neuen Primärpräventionsstudie mit Atorvastatin nachgewiesen.

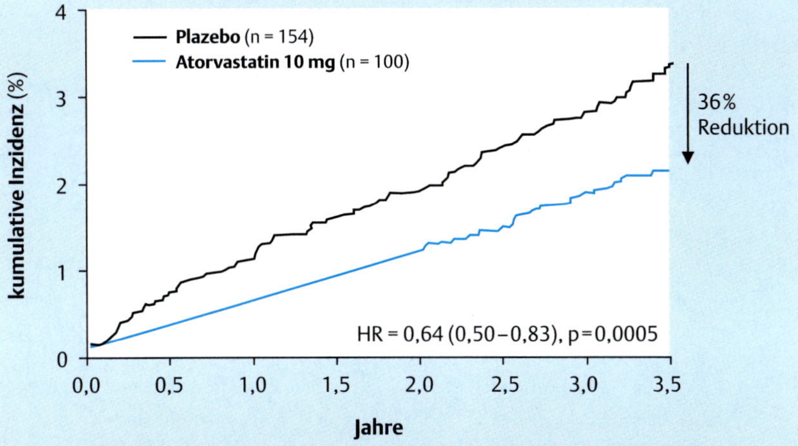

Quelle: Sever PS et al., for the ASCOT Investigators. Lancet 2003; 361: 1149–1158

Abb. **9** Primärer Endpunkt: Nicht-tödlicher MI und tödliche KHK.

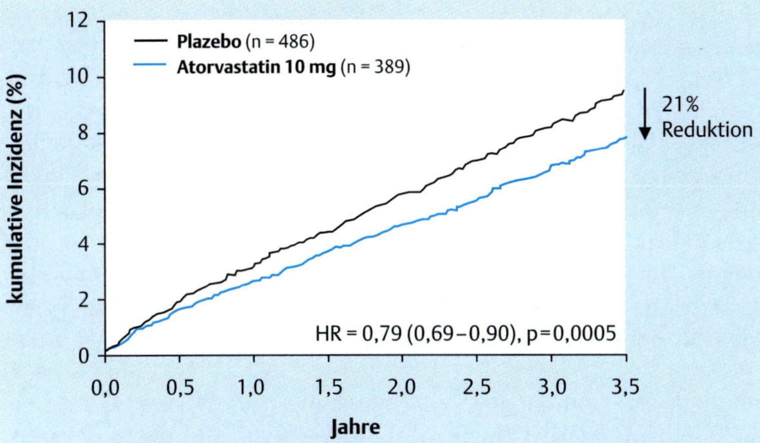

Quelle: Sever PS, Dahlöf B, Poulter N, Wedel H, et al, for the ASCOT Investigators. Lancet 2003; 361: 1149 – 1158

Abb. **10** Sekundärer Endpunkt: alle kardiovaskulären Ereignisse und Prozeduren.

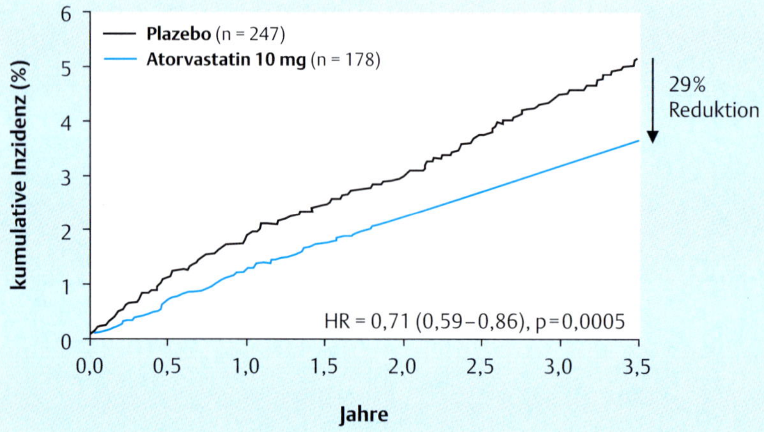

Quelle: Sever PS, Dahlöf B, Poulter N, Wedel H, et al, for the ASCOT Investigators. Lancet 2003; 361: 1149 – 1158

Abb. **11** Sekundärer Endpunkt: alle koronaren Ereignisse.

2.3.2 Hypercholesterinämie und Schlaganfall

Metaanalyse: Kein Zusammenhang Cholesterin – Schlaganfallrate

Die Rolle von Cholesterin als Risikofaktor für den Schlaganfall ist nicht endgültig geklärt. Es gibt eine große Metaanalyse, die 45 prospektive Beobachtungsstudien mit insgesamt 450 000 Personen umfasste. Diese wurden über einen Zeitraum von durchschnittlich 16 Jahren beobachtet. In dieser Zeit traten 13 397 Schlaganfälle auf, sowohl Ischämien als auch Blutungen. Die statistische Analyse ergab keinen Zusammenhang zwischen der Höhe des Cholesterinspiegels und der Schlaganfallhäufigkeit. Dies galt für Cholesterinspiegel zwischen 175 und 250 mg/dl.

Der fehlende Zusammenhang zwischen Hypercholesterinämie und der Schlaganfallhäufigkeit ist hier grafisch dargestellt. Auf der Y-Achse ist das relative Schlaganfallrisiko dargestellt, auf der X-Achse die Cholesterinwerte zwischen 175 und 250 mg/dl. Das relative Schlaganfallrisiko wurde für die jeweilige Einzelstudie, Alter des Patienten, Geschlecht, Vorliegen eines Bluthochdrucks, Vorliegen einer koronaren Herzerkrankung und Rasse korrigiert. Dargestellt sind die Mittelwerte und die Standardabweichungen. Es ist klar ersichtlich, dass es keinen Zusammenhang zwischen der Höhe von Cholesterin und der Schlaganfallhäufigkeit gibt (Abb. **12**).

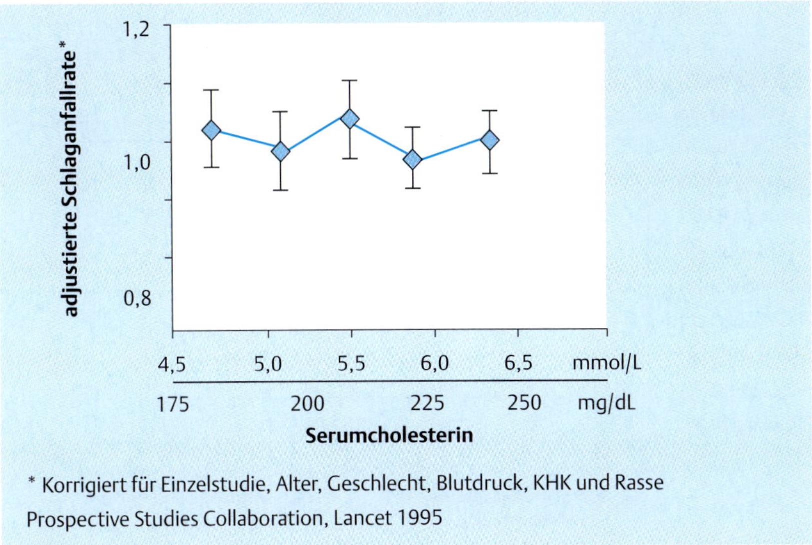

Abb. **12** Metaaanalyse: Hypercholesterinämie als Risikofaktor.

Studienergebnisse: Therapie der Hypercholesterinämie

Diät, Fibrate, Cholestyramin: nicht signifikant weniger Schlaganfälle

In der Vergangenheit wurde eine Reihe von Interventionsstudien bei Patienten mit erhöhtem Cholesterin durchgeführt. Die Studien wurden entweder mit Fibraten, Cholestyramin oder einer cholesterinsenkenden Diät durchgeführt. Keine dieser therapeutischen Interventionen war in der Lage, das Risiko tödlicher Schlaganfälle signifikant zu reduzieren. In der Abbildung ist die Odds Ratio für tödliche Schlaganfälle dargestellt, wobei alle Werte, die links der senkrechten Mittellinie liegen, für einen Einfluss der entsprechenden Therapie auf das Schlaganfallrisiko sprechen, und alle Linien, die rechts davon liegen, die Kontrollgruppe bevorzugen (Abb. **13**). Aus der Abbildung wird eindeutig ersichtlich, dass es keinen einheitlichen Trend gibt und die großen 95 %-Konfidenzintervalle zeigen, dass fast alle Studien eine zu geringe Patientenzahl hatten, um eine vernünftige Aussage zuzulassen. An dieser Stelle könnte man nun das Thema Cholesterin verlassen, wenn es nicht interessante Studien zu den HMGCoA-Reduktasehemmern gäbe, den sogenannten Statinen.

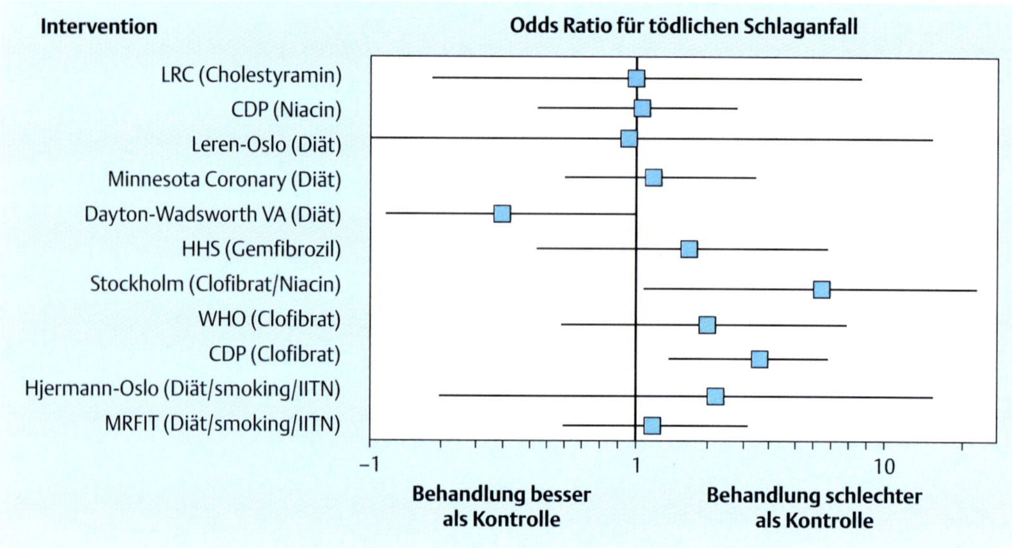

Abb. **13** Therapie der Hypercholesterinämie.

Studienergebnisse: Therapie mit Statinen

3 große Studien: 4 S, CARE, LIPID

In den vergangenen Jahren wurde eine Reihe großer Interventionsstudien in der Sekundärprävention bei Patienten mit Myokardinfarkt und/oder Angina pectoris durchgeführt, bei denen der Einfluss von Statinen im Vergleich zu Plazebo auf die Gesamtmortalität und die kardiale Mortalität bzw. die Häufigkeit von Myokardinfarkten untersucht wurde. Ein sekundärer Endpunkt in den meisten Studien war das Schlaganfallrisiko und die Häufigkeit transienter ischämischer Attacken. Die 4 S-Studie, die CARE-Studie und die LIPID-Studie waren große Interventionsstudien mit Patientenzahlen zwischen 4159 und 9014. Die Beobachtungszeit war ausreichend lang. Die 4 S-Studie ist etwas älter, was erklärt, warum in dieser Studie noch weniger Patienten routinemäßig mit Azetylsalizylsäure behandelt wurden als in den späteren Studien (Tab. **12**).

Statine senken signifikant Risiko für Schlaganfall/Schlaganfall und TIA

Die Abbildung zeigt die relative Risikoreduktion für eine transiente ischämische Attacke (TIA) und Schlaganfall oder Schlaganfall allein für die unterschiedlichen Studien. Eindrucksvoll ist die Beobachtung, dass unabhängig von der Substanz und den eingeschlossenen Patienten alle Statine zu einer **signifikanten Reduktion des Schlaganfalls** oder des kombinierten Endpunktes aus TIA und Schlaganfall führen. Die Ergebnisse waren alle signifikant (Abb. **14**).

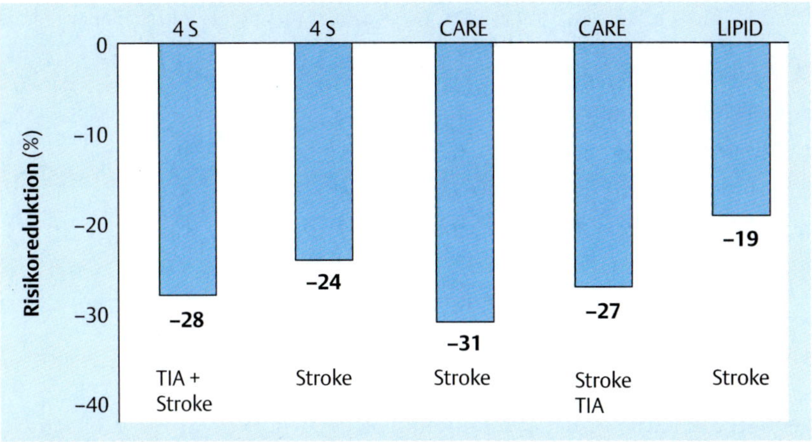

Abb. **14** Studienergebnisse 4S, CARE und LIPID.

Tab. **12** 3 Studien: 4S, CARE und LIPID

	Scandinavian Simvastatin Survival Study (4 S)	CARE Pravastatin	LIPID Pravastatin
Population	nach Myokardinfarkt, Angina pectoris	nach Myokardinfarkt	Myokardinfarkt, Angina pectoris
n	4444	4159	9014
Follow-up	5,4 Jahre	5 Jahre	6 Jahre
Aspirin	37 %	83 %	83 %

Risikoreduktion durch Statine

Metaanalyse: Schlaganfallrisiko durch Statine um 31 % gesenkt

Blauwe et al. haben eine Metaanalyse bezüglich aller Studien durchgeführt, bei denen moderne Statine wie Simvastatin, Lovastatin und Pravastatin in Interventionsstudien im Vergleich zu Plazebo eingesetzt wurden (Tab. **13**). Gemeinsamer Endpunkt der Analyse war das Auftreten von Schlaganfällen. Es konnten insgesamt 13 Studien mit 20 638 Patienten ausgewertet werden. Unter Verum kam es zu 181 Schlaganfällen, unter Plazebo zu 261 Schlaganfällen. Dies bedingt eine relative Risikominderung von 31 %. Der Unterschied war hochsignifikant. Ein Unterschied

Tab. **13** Metaanalyse zu Simvastatin, Lovastatin, Pravastatin und Schlaganfall

- 13 Studien
- 87481 Patientenjahre
- 20638 Patienten
- Verum 181 Schlaganfälle (30 tödlich)
- Plazebo 261 Schlaganfälle (27 tödlich)
- relative Risikominderung: 31 %

Blauwe et al., Stroke 1997

bei den tödlichen Schlaganfällen fand sich nicht. Dies gilt übrigens auch für eine Reihe anderer Interventionen. So führt beispielsweise in der Sekundärprävention eine Behandlung mit Thrombozytenfunktionshemmern zwar zu einer Risikoreduktion bezüglich von Schlaganfällen, aber nicht zu einer Risikoreduktion für tödliche Schlaganfälle.

Die Heart Protection Study

25 % geringeres Schlaganfallrisiko unabhängig vom initialem Cholesterinwert

In die Heart Protection Study (HPS) wurden 20536 Patienten im Alter zwischen 40 und 80 Jahren aufgenommen und entweder mit 40 mg Simvastatin oder Plazebo behandelt. Einschlusskriterien waren eine koronare Herzerkrankung, eine andere vaskuläre Erkrankung oder ein Diabetes mellitus. Die Beobachtungszeit erstreckte sich über 5 Jahre. Im Simvastatinarm kam es zu einer 12 %igen Reduktion der Gesamtmortalität, einer 17 %igen Reduktion der vaskulären Mortalität, einer 24 %igen Reduktion von Myokardinfarkten und einer 25 %igen Reduktion von Schlaganfällen ohne Zunahme hämorrhagischer Insulte. Diese Ergebnisse waren unabhängig vom initialen Cholesterinspiegel und auch bei Patienten mit normalem Cholesterin zu verzeichnen. Der Behandlungseffekt war unabhängig vom Alter und vom Vorhandensein eines Diabetes mellitus (Abb. **15**).

Empfehlungen zur Therapie der Hypercholesterinämie

Statine für Risikopatienten empfohlen

Aus den oben genannten Ergebnissen resultiert, dass bei Patienten mit vaskulären Risikofaktoren sowie Patienten nach Myokardinfarkt oder mit Angina pectoris und erhöhten und normalen Cholesterinwerten eine Behandlung mit Statinen das Schlaganfallrisiko signifikant senkt.

Schlaganfall-ereignis	Simvastatin-Gruppe (10269)	Plazebo-Gruppe (10267)
Art:		
Ischämie	290 (2,8%)	409 (4,0%)
Blutung	51 (0,5%)	53 (0,5%)
nicht klassifiziert	103 (1,0%)	134 (1,3%)
Schwere		
tödlich	96 (0,9%)	119 (1,2%)
schwer	42 (0,4%)	51 (0,5%)
mittelschwer	107 (1,0%)	155 (1,5%)
leicht	138 (1,3%)	189 (1,8%)
keine Angaben	61 (0,6%)	71 (0,7%)
Schlaganfall	**444 (4,3%)**	**585 (5,7%)**

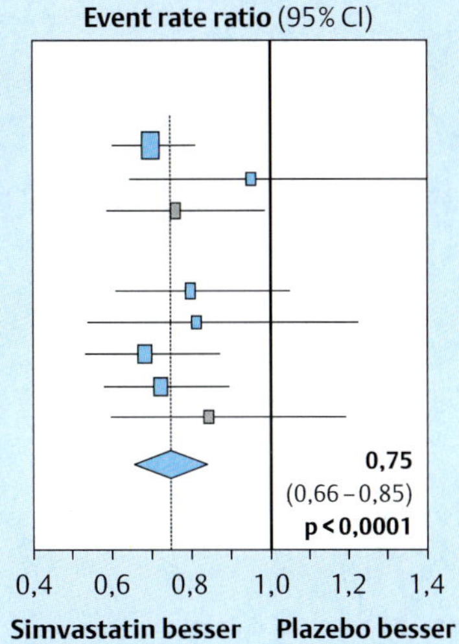

Quelle: HPS, Lancet 2002

Abb. **15** Ergebnisse der Heart Protection Study. Die durchschnittliche Risikoreduktion für Schlaganfälle zugunsten des Statins betrug 25% und war unabhängig vom Ausgangscholesterin.

Tab. **14** Empfehlung

1. Behandlung erhöhter Cholesterinwerte mit Simvastatin und Pravastatin senkt das Schlaganfallrisiko ↑↑
2. Möglicherweise profitieren auch Risikopatienten mit noch normalen Cholesterinwerten ↑

Der biologische Effekt, über den Statine wirken, ist bisher noch nicht endgültig geklärt. Es gibt jedenfalls keinen direkten Zusammenhang zwischen dem Ausmaß der Cholesterinsenkung und der Risikoreduktion für den Schlaganfall. Dies im Gegensatz zum Myokardinfarkt, wo ein eindeutig linearer Zusammenhang zwischen Reduktion des Cholesterins und Risikoreduktion besteht. Man geht im Moment davon aus, dass Statine einen protektiven Effekt auf die Endothelien der Hirngefäße haben, wobei dieser Effekt wahrscheinlich über Stickstoffmonoxid vermittelt wird. Zur Sekundärprävention wird auf den letzten Abschnitt verwiesen (Tab. **14**).

2.4 Absolute Arrhythmie und Embolierisiko

Vorhofflimmern

Herzrhythmusstörungen des Vorhofes sind außerordentlich häufig: So leiden ca. 0,5% aller Erwachsenen an chronischem Vorhofflimmern. Diese Herzrhythmusstörung kann eine negative hämodynamische Auswirkung auf die Herzfunktion haben, so dass viele Patienten mit einer Leistungseinschränkung reagieren und auch in ihrem Wohlbefinden deutlich beeinträchtigt sind.

Vorhofflimmern häufigste kardiologische Ursache für systemische Embolien

Die gefährlichsten Komplikationen dieser Herzrhythmusstörungen sind jedoch systemische, meist zerebrale Embolien. So treten bei Patienten mit Vorhofflimmern Hirnembolien immerhin mit einer Häufigkeit von 2–4% pro Jahr auf.

Risikofaktoren für Thrombembolien

Patienten mit Vorhofflimmern und anderen Begleiterkrankungen haben ein erhöhtes Risiko, thrombembolische Ereignisse zu erleiden. Das Risiko ist besonders ausgeprägt, wenn aus der Anamnese ein **Schlaganfall** oder transitorische ischämische Attacken bekannt sind. Aber auch **Diabetiker** und **Hochdruckkranke** sowie **ältere Leute** haben ein erhöhtes Embolierisiko. Zusätzlich begünstigt auch ein vergrößerter Vorhof die Bildung von Vorhofthromben und möglichen Embolien (Tab. **15**).

4 unabhängige Risikofaktoren

Therapie und Prävention bei Vorhofflimmern

Bei der Therapie des Vorhofflimmerns sollte bei symptomatischen Patienten zunächst immer versucht werden, die Patienten wieder in einen Sinusrhythmus zu überführen. Die wirksamste Maßnahme hierfür ist die Elektrokonversion, bei der mittels kurzer elektrischer Schockabgabe das Vorhofflimmern wieder in einen Sinusrhythmus konvertiert werden kann. Voraussetzung ist jedoch eine vorherige 4-wöchige Antikoagulationsbehandlung, um das Embolierisiko während der Konversion zu mi-

Ziel: Sinusrhythmus

Tab. **15** Risikofaktoren für Thrombembolien

Es gelten vier unabhängige Risikofaktoren für thrombembolische Ereignisse bei Vorhofflimmern:	
▪ Schlaganfall oder TIA in der Anamnese	(relatives Risiko 2,5)
▪ Diabetes mellitus	(relatives Risiko 1,7)
▪ arterielle Hypertonie	(relatives Risiko 1,6)
▪ Alter	(relatives Risiko 1,4)

nimieren. Unterstützend sollte auch mittels transösophagialer Echokardiographie der Nachweis eines Thrombus im linken Vorhof oder Vorhofohr ausgeschlossen werden. Eine möglicherweise sogar lebenslange medikamentöse antiarrhythmische Therapie hat dann zum Ziel, den Sinusrhythmus zu erhalten. Kardiale Begleiterkrankungen wie die koronare Herzerkrankung, Herzklappenfehler, Vergrößerung des linken Vorhofs und bestehende Dauer des Vorhofflimmerns verringern jedoch die Erfolgsaussichten, das Vorhofflimmern in einen stabilen Sinusrhythmus zu konvertieren.

Kardiale Erkrankungen erschweren Sinusrhythmuserhalt

Die Hochfrequenzkatheterablation zur Therapie des Vorhofflimmerns ist noch als experimentelles Verfahren einzustufen. Falls ein Sinusrhythmus nicht zu erhalten ist, sollte eine Frequenzkontrolle mit Betablockern oder frequenzsenkenden Kalzium-Antagonisten durchgeführt werden.

Embolie-Prophylaxe: Antikoagulation (ASS bei Patienten ≤ 65 Jahre)

Zur Vermeidung embolischer Komplikationen wird in der Regel die Antikoagulationstherapie empfohlen. Jedoch zeigen Untersuchungen, dass Patienten unter dem 65. Lebensjahr mit einfachem Vorhofflimmern, ohne zusätzliche Risikofaktoren, nicht von einer Antikoagulationstherapie profitieren. Diese Patienten sollten mit 300 mg Aspirin behandelt werden.

Absolute Arrhythmie

Die absolute Arrhythmie ist ein wichtiger Risikofaktor für den Schlaganfall. Epidemiologisch gesehen nimmt das Risiko der absoluten Arrhythmie mit dem Alter zu.

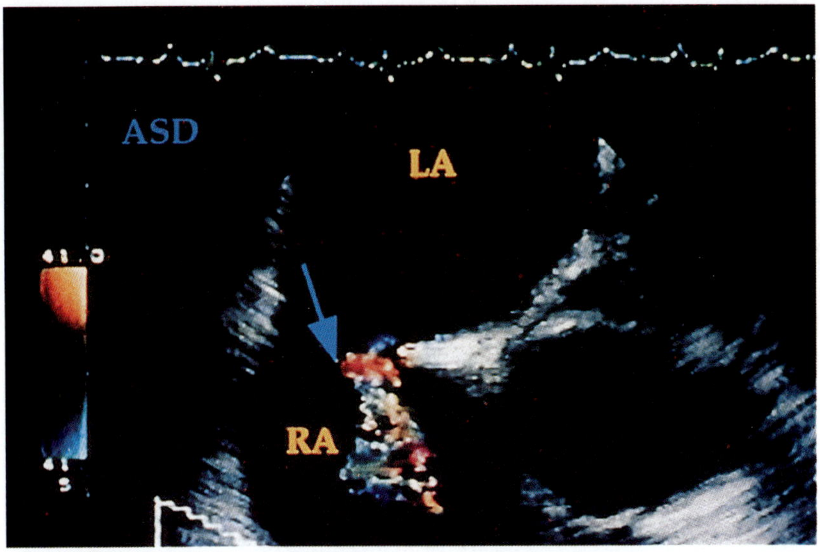

Abb. **16** Risikoerhöhung für ischämischen Insult bei absoluter Arrhythmie.

Risikoerhöhung bei absoluter Arrhythmie

Patienten mit einer absoluten Arrhythmie und Vorhofflimmern haben ein fünffach erhöhtes Risiko, einen ischämischen Insult zu erleiden. Dies gilt auch für Patienten mit intermittierender absoluter Arrhythmie. Patienten mit absoluter Arrhythmie, die keine vaskulären Risikofaktoren aufweisen, haben allerdings kein erhöhtes Schlaganfallrisiko.

Risiko 5fach erhöht

Zusätzliche Risiken: Hypertonie, 75 Jahre, D. mellitus, Herzinsuffizienz

Die Abbildung zeigt eine echokardiographische Darstellung eines Patienten mit einem offenen Foramen ovale, wobei ein Thrombus (Pfeil) sich vom rechten in den linken Vorhof bewegt mit dem Risiko, von dort ins Gehirn abgeschwemmt zu werden (Abb. **16**).

Antikoagulation

Es gibt insgesamt fünf große Primärpräventionsstudien, bei denen Patienten mit einer absoluten Arrhythmie entweder antikoaguliert wurden oder Plazebo erhielten. Alle Studien fanden übereinstimmend eine signifikante relative Risikominderung zugunsten der Antikoagulation. Das Ausmaß der Risikominderung schwankt zwischen 33 % in der CAFA-Studie und 86 % in der BAATAF-Studie. Fasst man alle Studien zusammen, wurden insgesamt 2461 Patienten untersucht. Die mittlere relative Risi-

Ca. 68 % Schlaganfälle weniger durch Antikoagulation

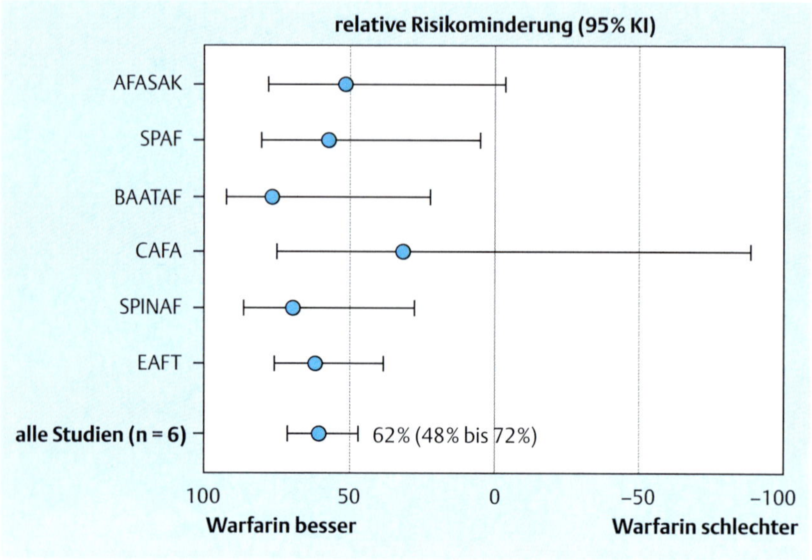

Abb. **17** Metaanalyse der Primärpräventionsstudien und einer Sekundärpräventionsstudie (EAFT) zum Einsatz der Antikoagulation bei Patienten mit Vorhofflimmern im Vergleich zu Plazebo. Es ergibt sich eine relative Risikoreduktion um 62% (BMJ 2002; 325: 1022).

Tab. **16** Antikoagulation versus Plazebo

Studie	relative Risikominderung
AFASAK	– 58%
SPAF I	– 65%
BAATAF	– 86%
CAFA	– 33%
SPINAF	– 79%
n = 2461	– 68%

kominderung für den Schlaganfall betrug 68% (Abb. **17**). Dies schließt Blutungskomplikationen, insbesondere auch zerebrale Blutungen bereits ein. Über alle Studien hinweg ergab sich das beste Verhältnis zwischen Wirkung und Risiko bei einer internationalen normalisierten Ratio (INR) zwischen 2,0 und 3,0. Bei Werten über 4,0 kam es gehäuft zu Blutungen und bei Werten unter 2,0 gehäuft zu ischämischen Insulten. Im Moment werden in großen Studien orale Thrombinantagonisten mit Warfarin verglichen. Bei diesen Substanzen ist keine Kontrolle der Gerinnungswerte notwendig (Tab. **16**).

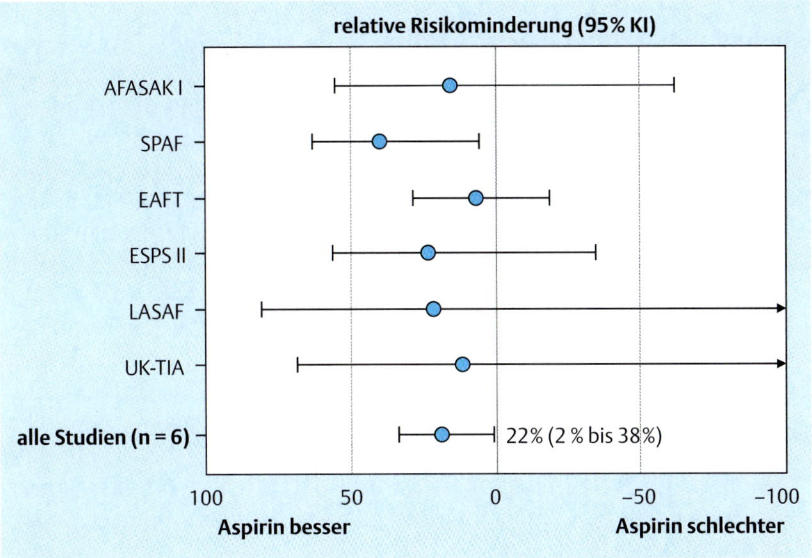

Abb. **18** Metaanalyse der Primärpräventionsstudien und einer Sekundärpräventionsstudie (UK-TIA) zum Einsatz der Acetylsalicylsäure bei Patienten mit Vorhofflimmern im Vergleich zu Plazebo. Es ergibt sich eine relative Risikoreduktion um 22% (BMJ 2002; 325: 1022).

Azetylsalizylsäure

Deutlich geringere RRR durch ASS

Eine Reihe von Patienten hat Kontraindikationen gegen die Antikoagulation. Diese Patienten können mit Azetylsalizylsäure (ASS) behandelt werden. In der AFASAK-Studie wurde eine Dosis von 75 mg ASS mit Plazebo verglichen. Hier kam es zu einer 18%igen relativen Risikominderung zugunsten von ASS. Diese Risikoreduktion war nicht signifikant. In der SPAF-Studie wurden 325 mg ASS gegeben. Hier ergab sich eine relative Risikominderung von 44%. Zusammengefasst ist auch durch Azetylsalizylsäure eine Risikominderung zu erreichen, wobei diese numerisch und absolut deutlich geringer ist als die, die durch Antikoagulation erzielt werden kann (Abb. **18**).

Empfehlungen zur Primärprävention

Aus den bisher vorliegenden Studienergebnissen können die vorliegenden Empfehlungen abgeleitet werden (s. Tab. **17**):

Keine Risikofaktoren, < 60 Jahre: keine Prophylaxe geringes Risiko, < 65 Jahre: ASS 300 mg

Mittleres/hohes Risiko: Antikoagulation < 75 Jahre: INR 2,5 > 75 Jahre INR 2,0 Kontraindikationen ASS 300 mg

1. Patienten mit isoliertem Vorhofflimmern, die jünger als 60 Jahre sind und keine weiteren vaskulären Risikofaktoren aufweisen, benötigen keine Prophylaxe. Entwickeln sich in der Folgezeit allerdings Risikofaktoren oder überschreiten die Betroffenen das 60. Lebensjahr, sollte eine Prophylaxe mit Azetylsalizylsäure 300 mg am Tag begonnen werden.
2. Patienten mit einem mittleren und hohen Risiko, d. h. absoluter Arrhythmie und einem oder mehreren vaskulären Risikofaktoren (Hypertonie, Herzinsuffizienz, Diabetes mellitus, Rauchen) sollten – wenn möglich – antikoaguliert werden. Bei Patienten unter 75 Jahren wird eine INR von 2,0 – 3,0 empfohlen, bei Patienten über 75 Jahren eine INR von 2,0.
3. Patienten, bei denen sich im CT Zeichen einer vaskulären Mikroangiopathie finden, sollten eher zurückhaltend antikoaguliert werden.
4. Bestehen Kontraindikationen gegen die Antikoagulation, werden die Patienten mit 300 mg Azetylsalizylsäure behandelt.

Diese Dosis unterscheidet sich von der Dosis von ASS, die in der Sekundärprävention des ischämischen Insultes gegeben wird. Bei der letzteren Indikation sind offenbar alle Dosierungen zwischen 50 und 1300 mg ASS gleich wirksam. Prospektive Studien haben gezeigt, dass eine fixe Kombination einer Antikoagulation mit Azetylsalizylsäure entweder weniger wirksam ist oder zu einer höheren Blutungskomplikation führt und daher in der klinischen Routine nicht indiziert ist (Tab. **17**).

Tab. **17** Empfehlung

1. Isoliertes Vorhofflimmern, < 60 Jahre keine Risikofaktoren: keine Prophylaxe ↑
2. Risikofaktoren/geringes Risiko < 65 Jahre ASS 300 mg ↑
3. Risikofaktoren/mittleres Risiko Antikoagulation < 75 Jahre INR 2,5 ↑↑ > 75 Jahre INR 2,0 ↑↑ bei Kontraindikation ASS 300 mg ↑↑

3 Akuttherapie

3.1 Akuttherapie des Herzinfarktes

3.1.1 Allgemeine Maßnahmen

Diagnostik und Therapie des Herzinfarktes

Die Diagnose eines Herzinfarktes stützt sich zunächst auf die klinischen Beschwerden der Patienten, die jedoch oft als atypische Beschwerden imponieren. Im EKG können infarkttypische Veränderungen dokumentiert werden. Zusätzlich werden bei Laboruntersuchungen die CK sowie die herzmuskelspezifische CK-MB oder auch Troponin bestimmt. Troponin gilt als sehr sensitives und spezifisches Infarktmarker-Protein, das auch schon bei leichten Ischämien erhöht sein kann.

Verdacht „Herzinfarkt" abklärbar mit EKG und Labor

Therapie beim akuten Herzinfarkt

Besteht der Verdacht auf einen Herzinfarkt, sollte der hinzu gerufene Arzt dem Patienten umgehend Aspirin verabreichen, des Weiteren stehen die sofortige Schmerzlinderung und Sauerstoffgabe im Vordergrund. Hierbei ist zu beachten, dass auf keinen Fall intramuskuläre Injektionen verabreicht werden. Bei allen schmerzlindernden Medikamenten muss auf die atemdepressive Nebenwirkung geachtet werden. Günstig ist sicherlich die Therapie mit Morphin oder einem Morphinderivat.

Verdacht „Herzinfarkt": umgehend ASS

Schmerzlinderung mit Morphin(derivat)

Es ist dann die sofortige Klinikeinweisung (mit ärztlicher Begleitung) zu veranlassen. Ohne enges Monitoring ist die intravenöse Betablockertherapie nicht zu empfehlen, da (z. B. beim Hinterwandinfarkt) gefährliche Blockbildungen oder Bradykardien auftreten können. Je nach arteriellem Druck kann sich die Gabe von Nitraten günstig auswirken. Eine prophylaktische Gabe von Antiarrhythmika ist auf keinen Fall zu empfehlen.

Sofortige Klinikeinweisung; engmaschiges Monitoring; schnellste Reperfusion: möglichst Notfall-PTCA; PTCA der Thrombolyse überlegen

In der Klinik wird dann versucht werden, die schnellste Reperfusion zu erzielen. Ist eine entsprechende Fachklinik in der Nähe, sollte eine Akut-Dilatation (PTCA) angestrebt werden, die nach neuerer Studienlage einer Thrombolysetherapie überlegen ist. Entsprechende logistische Vo-

Tab. **18** Verhalten als Notarzt oder diensthabender Arzt beim akuten Herzinfarkt

1. ASS + Schmerzlinderung (keine i. m. Injektion!)
2. sofortige Klinikeinweisung
3. schnellste Reperfusion
   a) Akut-PTCA (nach Möglichkeit bei entsprechenden logistischen Voraussetzungen)
   b) oder Thrombolyse

raussetzung mit einer 24-Stunden-Bereitschaft für eine Notfall-PTCA sind jedoch erforderlich. In Kliniken ohne Kathetermöglichkeiten wird weiterhin in der Regel die thrombolytische Therapie angewandt. Die DANAMI-Studie zeigt, dass die PTCA einer Thrombolyse auch überlegen ist, wenn die Patienten längere Entfernungen zu kardiologischen Zentren überwinden müssen. Patienten profitieren besonders von einer Notfall-PTCA, wenn der Schmerzbeginn länger als 3 Stunden zurückliegt (Tab. **18**).

60-Minuten-Herzinfarktprojekt

Infarkte meist in Ruhesituationen

Entgegen den allgemeinen Vermutungen erleiden Patienten ihren Herzinfarkt eher in Ruhesituationen als bei körperlichen Anstrengungen. So zeigten Untersuchungen des „60-Minuten-Herzinfarktprojektes", dass allein 20 % der Patienten ihren Infarkt während des Schlafens bekommen. Nur 6 % der Patienten erleiden einen Infarkt während körperlicher Anstrengungen, nur 2 % während des Autofahrens (Tab. **19**).

Tab. **19** Was taten die Patienten gerade, als sie ihren Herzinfarkt bekamen?

Schlafen	20 %
Ruhen	44 %
Gehen	18 %
körperliche Anstrengung	6 %
normale berufliche Tätigkeit	5 %
Essen	5 %
Autofahren	2 %

Analyse der Verzögerungen

Viele Patienten mit einem akuten Herzinfarkt kommen leider immer noch viel zu spät in die Klinik. Zu häufig wird der Schmerz fehlgedeutet. Fehlende Aufklärung der Bevölkerung führt dazu, dass oft der Verdacht auf einen Herzinfarkt verleugnet wird. Immer noch wissen viele Patienten nicht, dass es bei einem akuten Herzinfarkt lebensrettend sein kann, schnell zu handeln und möglichst umgehend in eine Klinik zu kommen. Gerade in ländlichen Gebieten zögern die Betroffenen besonders an Wochenenden, den Notarzt anzurufen. Dies trifft besonders für ältere Frauen und Alleinstehende zu. Allein 35 % der Infarktpatienten versterben, ohne das Krankenhaus erreicht zu haben. Die Analyse aus dem 60-Minuten-Herzinfarktprojekt verdeutlicht, dass besonders die erste Stunde nach Schmerzeintritt kritisch ist. Trotzdem versterben auch immer noch 25 % der Patienten im Krankenhaus. Dabei erhöht sich die Mortalität besonders dann, wenn keine rasche Reperfusion gelingt (Tab. **20**).

Meist zu spät in die Klinik

Kritisch: 1. Stunde nach Schmerzeintritt

Tab. **20** Warum zögern die Patienten, den Arzt zu rufen?

■ verleugnen den Verdacht	
■ Schmerz wird fehlgedeutet	
– Magen, Rheuma, Lungen	39 %
– richtig: Herzinfarkt	25 %
■ Informationen über den Herzinfarkt fehlen	
■ Situation (nachts und an Wochenenden erhöhte Zeitverzögerungen):	
– an Werktagen	3,5 Std.
– am Wochenende	8,3 Std.
■ Alter (erhöhte Zeitverzögerung auch bei älteren Menschen):	
– jünger als 65 Jahre	2,8 Std.
– älter als 65 Jahre	6,3 Std.
■ Frauen	
■ Alleinstehende	

Analyse der Todesursachen

60% der Infarktpatienten sterben, 35% davon haben Klinik nie erreicht

Untersuchungen von Senges und Mitarbeitern konnten zeigen, dass in Deutschland immer noch 35% der Infarktpatienten versterben, ohne das Krankenhaus erreicht zu haben. Von den 25% der Patienten, die den Myokardinfarkt im Krankenhaus nicht überleben, verstirbt mehr als die Hälfte während der ersten 24 Stunden. Grund hierfür sind meist nicht beherrschbare Herzrhythmusstörungen oder auch Herz-Kreislauf-Versagen infolge eines kardiogenen Schocks bei ausgeprägter Myokardschädigung (Abb. **19**).

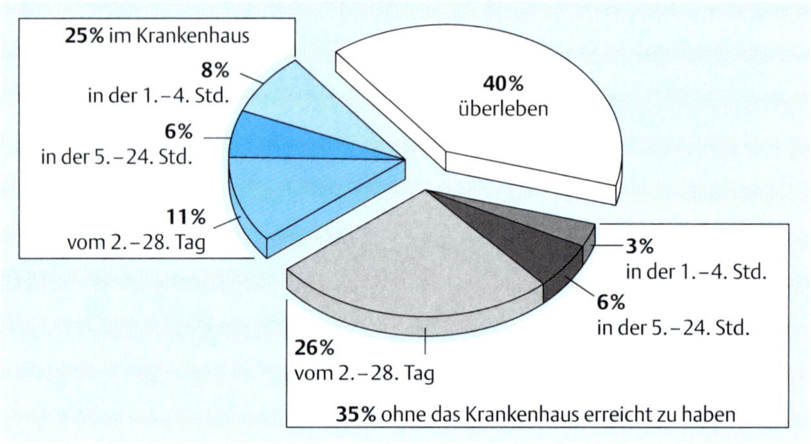

Abb. **19** Wann und wo sterben die Menschen am Herzinfarkt?

Analyse des Zeitverlustes

Verzögerung zu 58% durch Patienten

Möglicherweise ist der Informationsgrad in der Bevölkerung immer noch nicht ausreichend, wenn man bedenkt, dass 58% der Patienten die verspätete Krankenhausaufnahme selbst verursachen.

Zeitverlust in Kliniken

Allerdings gibt es auch Zeitverzögerungen, die durch den Arzt verursacht werden. Logistische Probleme auf dem Land oder auch in überfüllten Großstädten erschweren den zügigen Transport der Patienten. Gerade in großen Kliniken kommt es immer noch zu einem hohen Zeitverlust, bis Reperfusionsmaßnahmen (Thrombolyse oder PTCA) eingeleitet werden (Abb. **20**).

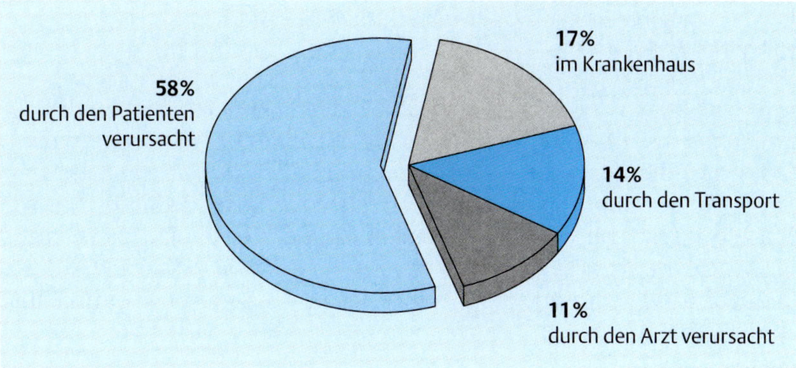

Abb. **20** Wo liegen die Ursachen des Zeitverlustes?

3.1.2 Thrombolyse

Vorgehensweise beim akuten Myokardinfarkt

In Deutschland werden immer noch ca. 50% aller Todesfälle durch Herz-Kreislauf-Erkrankungen verursacht, davon allein 50% durch akute Herzinfarkte. Dies bedeutet mehr als 200000 Tote pro Jahr. Im Vergleich zu Krebserkrankungen werden Herz-Kreislauf-Erkrankungen als Todesursache mehr als zweimal so häufig angegeben. Neben den therapeutischen Bemühungen in der Primär- und Sekundärprävention gilt es auch die Akuttherapie des Myokardinfarktes zu optimieren.

Jährlich 200000 tödliche akute Herzinfarkte

Oberstes Ziel der Infarktbehandlung ist es, die frühe Reperfusion wieder herzustellen, um die Myokardschädigung möglichst gering zu halten. Infarktpatienten müssen umgehend in Begleitung in eine Klinik transportiert werden, nicht zuletzt um auch eine sichere Kreislaufüberwachung zu gewährleisten. Während des akuten Infarktes sind die Patienten besonders durch maligne Herzrhythmusstörungen gefährdet. Eine Monitorüberwachung der Patienten erlaubt hier frühes Erkennen der Herzrhythmusstörungen und gegebenenfalls eine sofortige Therapie.

Behandlungsziel: frühe Reperfusion

Tab. **21** Zusammenhang zwischen Lyse-Beginn und Mortalität

Lyse-Beginn (Stunden nach Schmerzbeginn)	30-Tage-Mortalität* (%)
0–2	4,3
2–4	5,5
4–6	8,9
>6	10,4

durchschnittliche 30-Tage-Mortilität 6,3 %
Quelle: GUSTO-I-Studie.

Lyse-Beginn und Mortalität

Lyse-Beginn möglichst bald nach Schmerzeintritt

Sowohl für die interventionelle Rekanalisationstherapie als auch für die Thrombolyse ist es unbedingt erforderlich, dass das Zeitfenster zwischen Schmerzbeginn und Therapie-(PTCA- oder Lyse-)beginn möglichst gering ist. Untersuchungen aus der Gusto-Studie konnten nachweisen, dass sich die 30-Tages-Mortalität verdoppelt, wenn eine Thrombolyse erst 6 Stunden nach Schmerzbeginn begonnen wird (Tab. **21**).

Vorteile der Thrombolyse

Schnelle Verfügbarkeit, leichte Logistik, „geringere" Kosten, belegter Nutzen ↑↑

Der Vorteil der seit vielen Jahren bewährten Thrombolysetherapie ist die schnelle Verfügbarkeit, die leichte Logistik sowie die relativ „geringeren" Kosten. Des Weiteren wurde der Nutzen der Thrombolysetherapie durch zahlreiche Studien belegt. Neue Kombinationsbehandlungen von Thrombolytika mit zusätzlicher Gabe von GPIIb/IIIa-Rezeptorantagonisten zeigen bislang noch keine wesentlich verbesserten Therapieerfolge.

Kontraindikationen

Nicht bei bestehenden Komorbiditäten/erhöhter Blutungsgefahr

Eine Thrombolysetherapie ist bei Vorliegen bestimmter Begleiterkrankungen kontraindiziert. Hierzu gehören gastrointestinale Ulzera, Zustand nach Operation in den letzten 4 Wochen, Tumorerkrankungen sowie eine diabetische Retinopathie. Auch sollten bei Vorliegen anderer Erkrankungen mit erhöhter Blutungsgefahr keine Thrombolysebehandlungen durchgeführt werden (Tab. **22**).

Tab. **22** Thrombolyse: Kontraindikationen

- Ulkusanamnese
- Zustand nach Operation in den letzten 4 Wochen
- Tumor
- diabetische Retinopathie
- andere Erkrankungen mit erhöhter Blutungsgefahr etc.

Nachteile der Thrombolysetherapie

Der Nachteil der Thrombolyse zeigt sich in der fehlenden Kenntnis des Koronarstatus. Obgleich der Erfolg einer Lysetherapie an dem Verschwinden der klinischen Beschwerdesymptomatik und der Normalisierung des pathologischen EKG objektiviert werden kann, ist es möglich, dass die fehlende Kenntnis über den Koronarstatus (z. B. bei hochgradiger Hauptstammstenose) den Patienten gefährden kann. Bislang wurden nur Offenheitsraten von 60 – 80 % erzielt, auch die TIMI III-Flussrate liegt nur bei ca. 40 – 60 %. Die so genannte TIMI-Klassifikation definiert die entsprechende Koronarflussrate, wobei TIMI 0 einem fehlenden Fluss (bei Verschluss) und TIMI Grad III einer genügenden Flussrate entspricht.

Koronarstatus?

Offenheitsrate nur 60 – 80 %
TIMI III nur 40 – 60 %

Thrombolysetherapie

Zur Thrombolysetherapie gibt es derzeit unterschiedliche Behandlungsschemata. Im Vergleich zur Streptokinaselyse (1,5 Mio. IE/60 min) zeigt die Thrombolyse mit rtPA bessere Offenheitsraten. Besonders bei jungen Patienten mit großem Vorderwandinfarkt hat die rtPA-Lyse Vorteile. Die besten Mortalitätsergebnisse liegen für die Alteplase, Reteplase, Lanoteplase und Tenektoplase vor. Zusätzlich ist die Gabe von Aspirin 100 mg sowie subkutan Heparin erforderlich.

Behandlungsschemata unterschiedlich
rtPA von Vorteil

In neueren Studien wird derzeit auch überprüft, ob eine Kombinationsbehandlung mit einer niedriger dosierten tPA-Therapie und einem GPIIb/IIIa-Antagonisten zu einer erhöhten Offenheitsrate führt.

3.1.3 Notfall-PTCA

Akut-PTCA der Thrombolyse überlegen ↑↑

24-h-Bereitschaft für Notfall-PTCA

In verschiedenen Studien konnte gezeigt werden, dass die Akut-PTCA (Ballondilatation) der Thrombolysetherapie überlegen ist. Es ist jedoch unabdingbar, dass entsprechende logistische Voraussetzungen vorhanden sind, die eine unmittelbare interventionelle Katheterbehandlung der Patienten ermöglichen. In vielen Herzzentren oder kardiologischen Kliniken wird heute eine 24-stündige Notfall-PTCA-Bereitschaft zur Infarktbehandlung angeboten.

Die folgenden Abbildungen zeigen das Koronarangiogramm der rechten Koronararterie eines 49-jährigen Patienten, der 30 Minuten nach Einsetzen stärkster retrosternaler Schmerzen notfallmäßig in die Klinik eingeliefert wurde. Im EKG wurden deutliche ST-Streckenhebungen in Ableitungen II, III und aVF dokumentiert, die auf einen Hinterwandinfarkt hinwiesen. Das Koronarangiogramm zeigt den proximalen Verschluss der rechten Koronararterie (Abb. **21**). Es gelang dann, den thrombotischen Verschluss mittels eines Führungsdrahtes zu passieren, über den ein Ballon vorgeschoben und im Bereich der Läsion aufgedehnt wurde. Es wurde dann zusätzlich ein Stent implantiert.

Das anschließende Koronarangiogramm zeigt die wieder perfundierte rechte Koronararterie (Abb. **22**). Die anfänglich aufgezeichnete ST-Streckenhebung hat sich völlig zurückgebildet.

Da zwischen Einsetzen der Schmerzsymptomatik und Wiedereröffnung des Gefäßes nur ein Zeitraum von einer Stunde bestand, konnte bei diesem Patienten eine Schädigung des Myokards vermieden werden. Echokardiographisch ließen sich keine regionalen Kontraktionseinschränkungen nachweisen, auch kam es bei diesem Patienten nur zu einer diskreten Troponin T-Erhöhung.

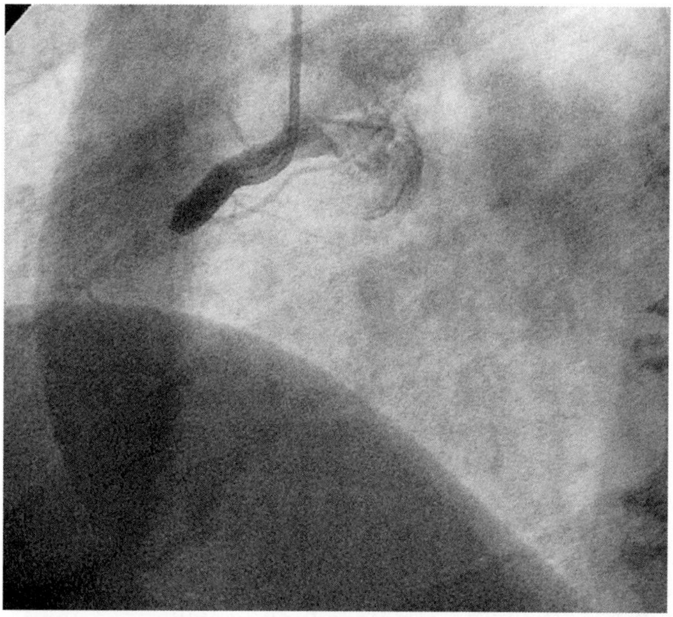

Abb. **21** Akuter Hinterwandinfarkt: Verschluss der rechten Koronararterie.

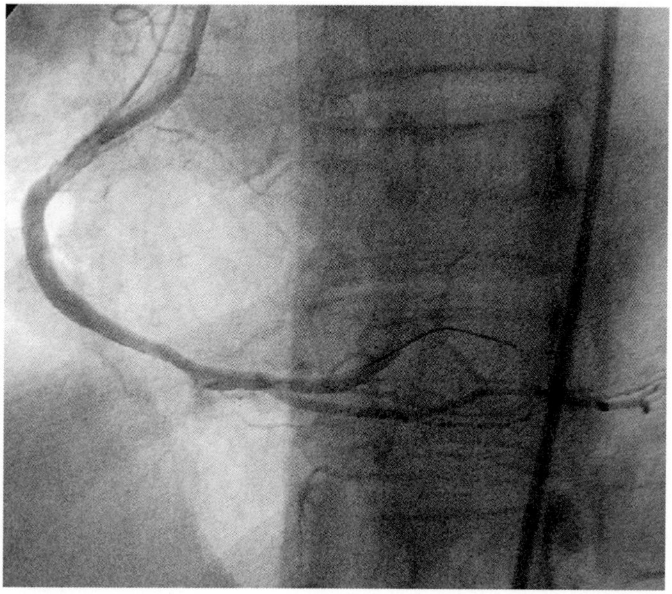

Abb. **22** Wiedereröffnete rechte Koronararterie nach PTCA und Stent-Implantation.

Stentimplantation

Koronarstent verbessert Langzeiterfolg ↑↑

GPIIb/IIIa-Rezeptor-antagonisten

Der Langzeiterfolg nach einer Wiedereröffnungs-PTCA wird durch die zusätzliche Implantation eines Stents (Abb. **23**) verbessert. Auch führt die zusätzliche Infusion der GPIIb/IIIa-Rezeptorantagonisten zu einer Reduktion der akuten Infarktmortalität und zu einer frühen Reokklusion des dilatierten Gefäßes.

In ganz seltenen Fällen kann bei Patienten mit akutem Myokardinfarkt auch ein subtotaler Hauptstammverschluss zugrunde liegen. Falls eine Notfall-PTCA zu gefährlich und technisch schwierig ist, kann eine sofortige Bypass-Operation für diese Patienten lebensrettend sein.

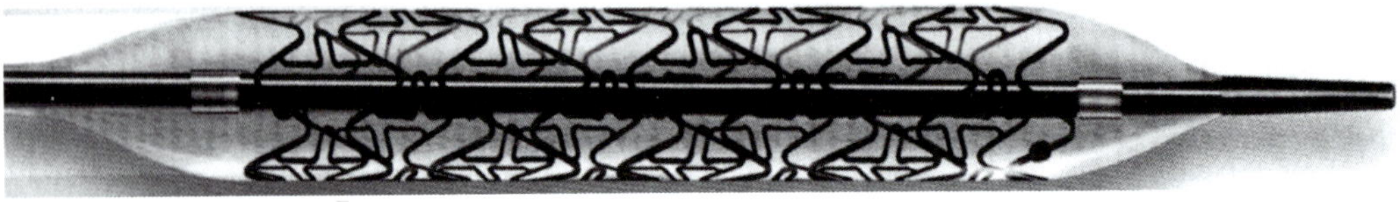

Abb. **23** Koronarstent.

3.2 Akuttherapie des Schlaganfalls

3.2.1 Allgemeine Maßnahmen

Notärztliche Maßnahmen:

Während nur ein kleiner Prozentsatz der Patienten einer systemischen Thrombolyse zugeführt werden kann, können allerdings viele Maßnahmen ergriffen werden, um die Prognose des Patienten bei einem akuten Schlaganfall zu verbessern. Dazu gehören die folgenden Maßnahmen:

1. Die Atemwege sollten freigehalten werden, und im Falle einer respiratorischen Insuffizienz sollte Sauerstoff gegeben werden. *(Atemwege freihalten)*
2. Der Blutdruck sollte gemessen und für die nachbehandelnden Ärzte im Krankenhaus dokumentiert werden. Erhöhte Blutdruckwerte müssen für den Transport ins Krankenhaus nicht gesenkt werden. Eine unmittelbare Blutdrucksenkung ist nur bei einer manifesten hypertensiven Krise mit systolischen Blutdruckwerten über 250 mm Hg notwendig. *(RR messen)*
3. Durch Sticks sollte eine Hypoglykämie ausgeschlossen werden. Hypoglykämien führen aber in der Regel zu diffusen neurologischen Ausfällen wie epileptischen Anfällen oder einer Bewusstseinstrübung und nur selten zu einer Halbseitensymptomatik. *(Hypoglykämie ausschließen)*
4. Bei längeren Transporten sollte ein venöser Zugang gelegt und Flüssigkeit appliziert werden. *(Venösen Zugang legen)*
5. Vorrangig ist ein möglichst schneller Transport in ein kompetentes Krankenhaus, das über eine entsprechende Infrastruktur zur Diagnostik und Therapie des Schlaganfalls verfügt. Bereits jetzt haben etwa 60 % der deutschen Bevölkerung Zugang in ihrer Region zu einer Stroke Unit. *(Transport in kompetente Klinik/Stroke Unit)*
6. Soweit möglich, sollten dem Patienten die Medikamente, die er bisher eingenommen hat, mitgegeben werden. Da etwa ein Drittel aller Patienten unter Sprachstörungen leidet, können sie selbst dem nachbehandelnden Arzt diese Auskünfte nicht geben. *(Medikamente mitgeben)*
7. Für den nachbehandelnden Arzt im Krankenhaus ist es sehr hilfreich, wenn der Patient telefonisch angekündigt wird, so dass bereits die notwendige diagnostische Infrastruktur vorbereitet werden kann (Bereitstellung von CT, Bett auf der Schlaganfallstation bzw. Bereitstellung des Monitorings). *(Patienten telefonisch anmelden)*

Optimale O_2-Versorgung

RR hochnormal halten

Hyperglykämie behandeln

Temperatur senken

Herzleistung stabilisieren

Flüssigkeitshaushalt ausgleichen

Frühe Sekundärprävention

„Time is brain"

Durch zahlreiche Tierexperimente konnte belegt werden, dass die Konstanthaltung physiologischer Parameter wie Sauerstoffsättigung, Blutdruck und Flüssigkeitshaushalt sowie Normoglykämie einen neuroprotektiven Effekt hat. Daher sollte darauf geachtet werden, dass eine möglichst optimale Sauerstoffversorgung besteht. Der Blutdruck sollte auf hochnormalem Niveau gehalten werden. Eine zu frühe und zu rasche Blutdrucksenkung verschlechtert potenziell die Perfusion im Infarktgebiet und der Umgebung, da durch die Vasoparalyse hier die Hirndurchblutung direkt vom Blutdruck abhängt. Eine sich anschließende antihypertensive Therapie mit sanfter Senkung bis in den Zielbereich reduziert auch kurzfristig die Zahl weiterer vaskulärer Komplikationen. Eine Hyperglykämie sollte aggressiv behandelt werden, und erhöhte Temperaturen müssen gesenkt werden. Daneben ist es wichtig, die Herzleistung zu stabilisieren, den Flüssigkeitshaushalt auszugleichen, eine frühe Sekundärprävention zu betreiben (siehe folgende Abschnitte) und früh mit einer optimalen Pflege und Lagerung zu beginnen. All diese Maßnahmen sind zumindest im Tierexperiment umso effektiver, je früher sie nach dem Infarkt einsetzen. Die hier notwendigen therapeutischen Zeitfenster sind deutlich kürzer als beim Myokardinfarkt. Daher sollten Patienten mit Verdacht auf einen Schlaganfall so schnell wie möglich in ein entsprechend ausgerüstetes Krankenhaus geschickt werden.

3.2.2 Thrombolyse

Gefahr: zerebrale Blutung

Prinzipiell gibt es mehrere Möglichkeiten, Hirnsubstanz bei akuten ischämischen Insulten zu retten. Ähnlich wie in der Kardiologie kann versucht werden, durch Thrombolyse das verschlossene Gefäß wiederzueröffnen und die Perfusion wieder herzustellen. Dem steht allerdings entgegen, dass die Ischämietoleranz des Gehirns deutlich schlechter ist als die des Herzens und dass es insbesondere in nachgeschalteten Gefäßen bedingt durch die ischämieinduzierte Endothelläsion zu einer zerebralen Blutung kommen kann. Diese Gefahr besteht beim Myokardinfarkt innerhalb des Herzens nicht. Andere Therapieprinzipien umfassen die medikamentöse Neuroprotektion und die Konstanthaltung wichtiger physiologischer Parameter.

Die CT-Angiographie (Abb. **24**) zeigt den basalen Gefäßkranz intrakraniell. Zur rechten und zur linken Seite ist jeweils die A. cerebri media zu sehen mit ihren Aufzweigungen. Im mittleren Bildteil nach oben geht beidseits die A. cerebri anterior ab. Am unteren Bildrand ist die Spitze der A. basilaris und die A. cerebri posterior beidseits getroffen.

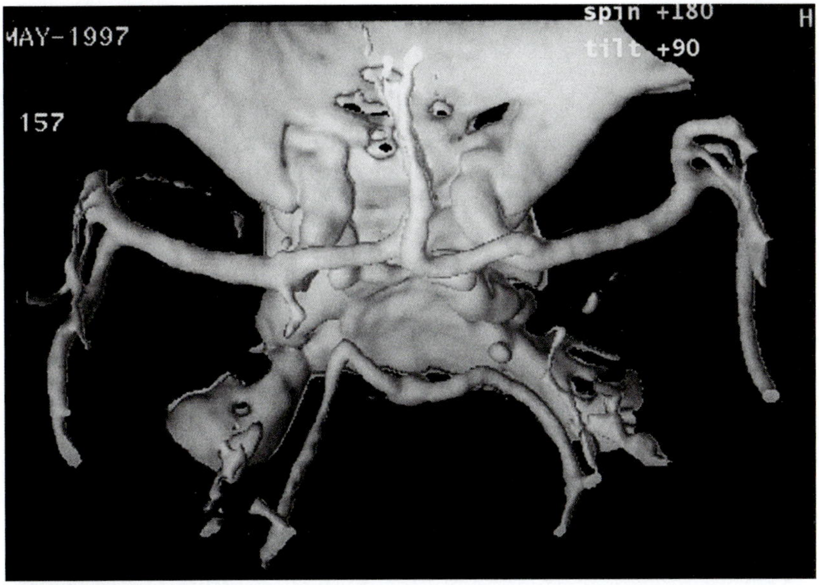

Abb. **24** CT-Angiographie.

Studienergebnisse mit Streptokinase

Ähnlich wie in der Kardiologie wurde zunächst Streptokinase zur Behandlung des akuten Schlaganfalls erprobt. Streptokinase ist deutlich preiswerter als rekombinanter Gewebeplasminogenaktivator. Insgesamt 3 Studien in Italien, Europa und Australien mussten vorzeitig abgebrochen werden, da es jeweils in der Verum-Gruppe zu einer deutlichen Erhöhung zerebraler Blutungskomplikationen gekommen war. Die italienische Studie hatte in einem Unterarm die Kombination von Streptokinase und Azetylsalizylsäure untersucht. In dieser Gruppe war die Blutungskomplikationsrate sogar doppelt so hoch wie in der reinen Streptokinasegruppe. Hier muss allerdings kritisch angemerkt werden, dass zu dem Zeitpunkt, als die Studien begonnen wurden, noch nicht bekannt war, dass für die Thrombolyse am Hirn ein deutlich kürzeres therapeutisches Zeitfenster gilt als am Herzen. Zu diesem Zeitpunkt waren ebenfalls CT- und klinische Ausschlusskriterien für die Lyse noch nicht erarbeitet.

Streptokinase (1,5 Mio. IE): 3 Studien negativ oder Abbruch (Blutungen) ↓↓ (Quellen: MAST-E, MAST-I, ASK)

Studienergebnisse mit rtPA

rtPA (0,9 – 1,1 mg/kg/KG): Metaanalyse positiv für < 3 h; 1 Studie positiv (NINDS); 2 Studien negativ (ECASS I + II)

Es gibt insgesamt drei große randomisierte Studien, die rtPA im Vergleich zu Plazebo untersuchten. Die amerikanische National Institute of Neurological Diseases and Stroke Studie, die 0,9 mg/kg Körpergewicht rtPA in einem 3-Stunden-Fenster untersuchte, zeigte eine signifikante Reduktion der Mortalität und des Behinderungsgrades. Dieser Effekt war auch 12 Monate nach Behandlung noch nachweisbar. Diese Ergebnisse konnten in zahlreichen weiteren offenen Studien repliziert werden. Die beiden europäischen (ECASS) Studien benutzten ein längeres Einschlussfenster von 6 Stunden, hatten dafür aber rigorosere CT-Ein- und Ausschlusskriterien. In der ersten europäischen Studie (ECASS I) wurden 1,1 mg/kg Körpergewicht rtPA und in ECASS II 0,9 mg/kg Körpergewicht verwendet. Beide Studien waren bezüglich des primären Endpunktes negativ, zeigten aber einen eindeutigen Trend oder signifikante Ergebnisse für sekundäre Zielvariablen. Fasst man alle drei Studien zusammen und rechnet eine Metaanalyse für ein therapeutisches Fenster von 3 Stunden und geringer, ergibt sich eine positive Wirkung der systemischen Thrombolyse (Abb. **25**). Im Zeitfenster zwischen 3 und 6 Stunden kann eine lokale Lyse durch den Neuroradiologen durchgeführt werden (Abb. **26**).

Systemische Thrombolyse innerhalb 3 h positiv

Abb. **26** zeigt im linken Bildteil in der AP-Angiographie einen kompletten Verschluss der A. cerebri media. Im mittleren Bildteil liegt der Mikrokatheder über den rt-PA appliziert wird im distalen Teil des Verschlusses und hat bereits zu einer Teilerkanalisation geführt. 30 Minuten später ist das Lumen der A. cerebri media wieder komplett durchgängig (rechter Bildteil).

Probleme der Thrombolyse

Blutungskomplikationen

Gefäßstatus?

Hauptproblem der Thrombolyse am Gehirn sind **Blutungskomplikationen.** Diese können, ähnlich wie in ECASS I, den potenziellen Therapieerfolg zunichte machen. Ein wesentliches anderes Problem ist, dass zum Zeitpunkt der Lyse der Gefäßstatus nicht bekannt ist. So kann es durchaus sein, dass nach 1, 2 oder 3 Stunden bereits eine spontane Lyse eingetreten ist und der Thrombus oder Embolus nicht mehr existiert. Zum anderen sind bestimmte Gefäßverschlüsse, beispielsweise Verschlüsse der A. carotis interna, einer systemischen Lyse kaum zugänglich. Das sehr enge therapeutische Fenster bedingt einen immensen logistischen Aufwand, da innerhalb dieses Zeitabschnittes nicht nur die Patienten das Krankenhaus erreichen müssen, sondern auch die notwendigen Voruntersuchungen inklusive Gerinnungsstatus und CT durchgeführt werden müssen. Es gibt zahlreiche Kontraindikationen für die Thrombolyse, die

Enges Zeitfenster (0 – 3 h)

Infrastruktur aufwändig

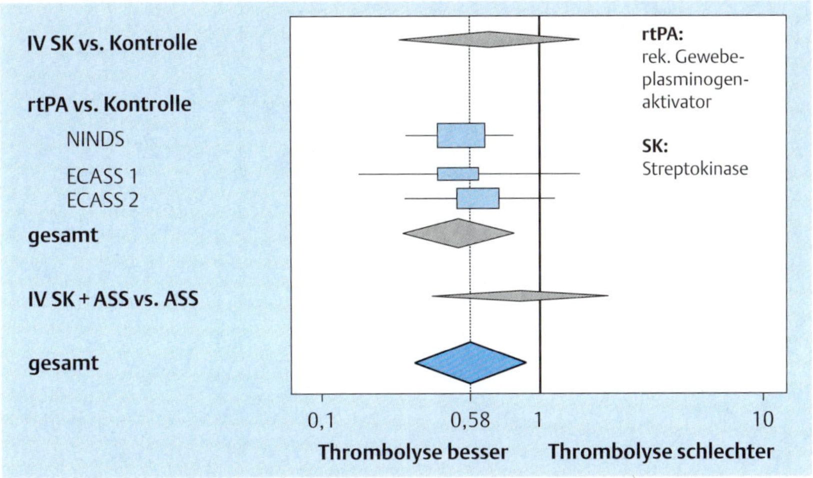

Abb. **25** Metaanalyse aller randomisierten und Plazebo-kontrollierten Studien zur systemischen Thrombolyse beim akuten Schlafanfall innerhalb eines 3-Stunden-Fensters (nach Wardlaw, 2002).

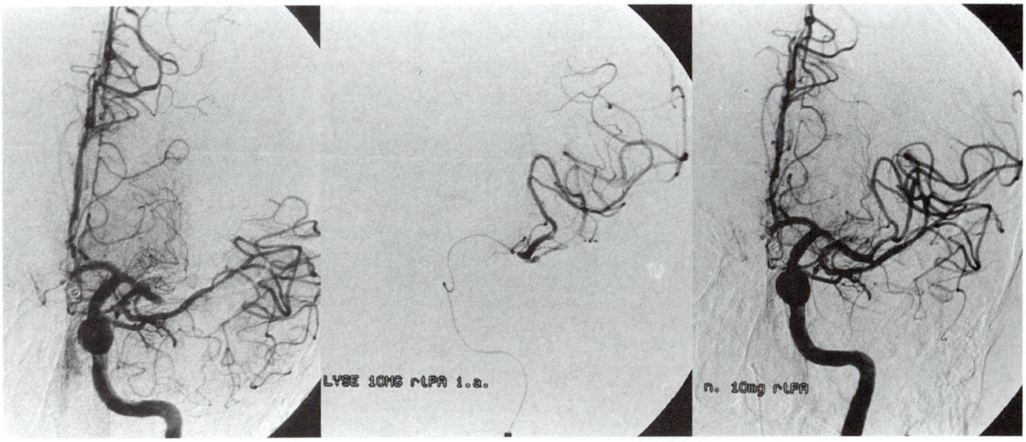

Abb. **26** Lokale Thrombolyse eines kompletten Mediaverschlusses mit 10 mg rt-PA (Abb. 26 – 30 von PD Dörfler, Neuroradiologie der Universität Essen).

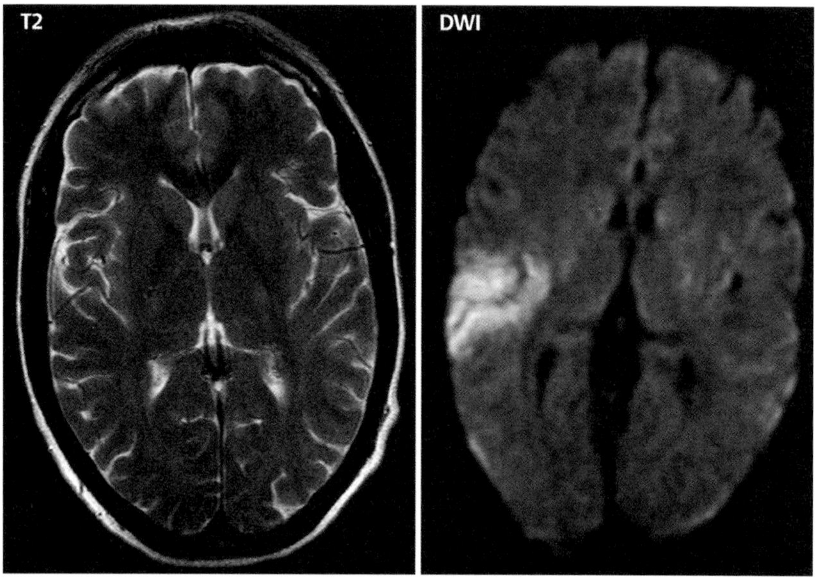

Abb. **27** Kernspintomographien eines Patienten mit einer Hemiparese links seit 1 Stunde. Das normale T2-betonte MR (links) zeigt noch keine Läsion. In der diffusions-gewichteten Bildgebung (DWI) zeigt sich schon klar das infarzierte Areal (rechts) (Abb. von PD Dörfler, Neuroradiologie der Universität Essen).

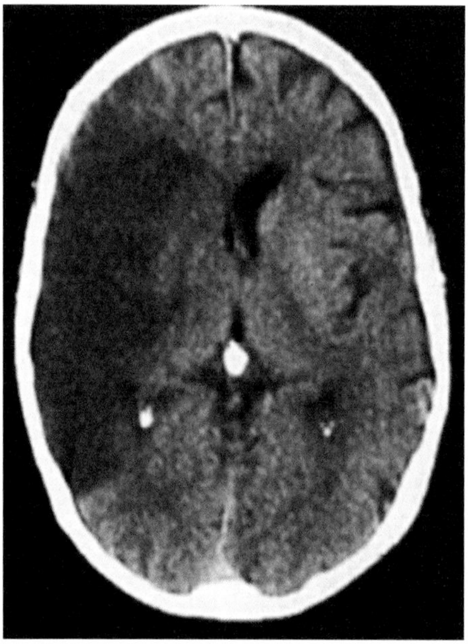

Abb. **28** Kernspintomographie eines großen Mediainfarktes rechts, der mehr als ⅓ des Mediaterritoriums erfasst. Dieser Patient sollte nicht systemisch lysiert werden.

sich allerdings im Wesentlichen nicht von denen der systemischen Thrombolyse beim Myokardinfarkt unterscheiden. Wesentlichste **Kontraindikationen** auf neurologischem Gebiet sind eine schwere neurologische Halbseitensymptomatik mit Hemiplegie und Blickwendung, eine ausgeprägte Bewusstseinsstörung und eine frühe Demarkierung des Infarktes im CT, wenn abzusehen ist, dass das endgültige Ischämieareal mehr als ein Drittel des Mediaterritoriums umfasst (Abb. **27, 28**). Die Lyse sollte bei Patienten jenseits des 65. Lebensjahres nicht eingesetzt werden.

Viele Kontraindikationen

Nicht bei über 65-Jährigen

Blutungskomplikation

Abb. **29** zeigt eine typische Komplikation einer systemischen Thrombolyse. Es findet sich in der linken Hemisphäre eine große Blutung (hell im CT), die möglicherweise darauf zurückzuführen ist, dass der Patient vorbestehend eine beginnende vaskuläre Enzephalopathie hatte. Für diese Annahme sprechen die periventrikulären Dichteminderungen.

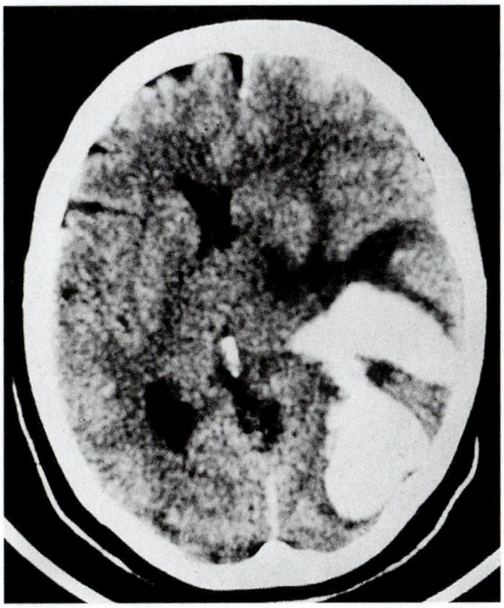

Abb. **29** Große Blutung (hyperdens) nach Thrombolyse.

Empfehlungen zur Thrombolyse

Ausgewählte Patienten

Spezielle Behandlungsstationen

Die Thrombolyse kommt im Moment nur für eine begrenzte Zahl von Patienten infrage, wobei diese in ausgewählten Zentren bevorzugt mit Schlaganfall-Spezialstationen behandelt werden sollten. Entschließt man sich zur Thrombolyse, wird diese systemisch mit rtPA 0,9 mg/kg Körpergewicht in einem Zeitfenster von 3 Stunden (↑↑) und durch lokale Lyse in einem Zeitfenster von 3 bis 6 Stunden (↑) durchgeführt. Bei Patienten mit Basilaristhrombosen kann eine lokale Thrombolyse durch den Neuroradiologen erfolgen (Abb. **30**). Hier ist das Zeitfenster deutlich länger. Bei einzelnen Patienten wurde noch 12 Stunden nach Beginn der

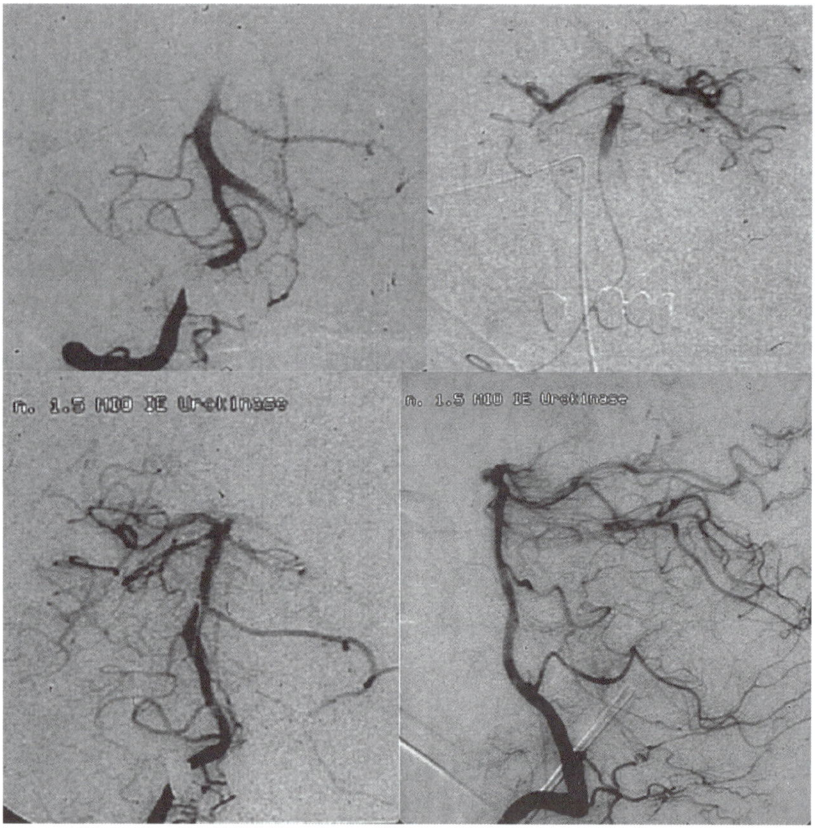

Abb. **30** Die initiale Angiographie zeigt einen Verschluss der A. basilaris im mittleren Anteil (links oben). Rechts oben liegt der Mikrokatheder im Thrombus mit Darstellung der distalen A. basilaris. In den beiden unteren Angiographien ist die vollständig rekanalisierte A. basilaris nach der Gabe von Urokinase in der AP-Darstellung (links unten) und in der seitlichen Darstellung (rechts unten) zu sehen. (Abb. von PD Dörfler, Neuroradiologie der Universität Essen).

klinischen Symptomatik eine erfolgreiche Lyse durchgeführt. Beim ischämischen Insult sollte keine systemische Lyse mit Streptokinase durchgeführt werden, da hier das Blutungsrisiko zu hoch ist.

Leider steht bisher noch kein Neuroprotektivum zur Verfügung, das seine Wirksamkeit beim akuten ischämischen Insult belegt hätte (Tab. **23**).

Tab. **23** Empfehlung

1. Systemische Thrombolyse mit rt-PA 0,9 mg/kg/KG in ausgewählten Zentren bei ausgewählten Patienten in einem engen Zeitfenster ↑
2. Lokale Thrombolyse bei Basilaristhrombosen →
3. Keine Lyse mit Streptokinase ↓↓

3.3 Thrombozytenfunktionshemmer

3.3.1 Thrombozytenfunktionshemmer beim akuten Myokardinfarkt

Der Nutzen der Azetylsalizylsäure als Begleittherapie ist beim akuten Myokardinfarkt gesichert. Auch profitieren Infarktpatienten, deren Infarktgefäß mittels PTCA rekanalisiert wird, von einer zusätzlichen intravenösen Behandlung mit GP IIb/IIIa-Rezeptorantagonisten. Diese neuen Thrombozytenrezeptorantagonisten haben sich auch bewährt für die Therapie des akuten Koronarsyndroms und Non-Q-Wave-Infarkts. Die Thrombozytenfunktionshemmer Ticlopidin und Clopidogrel sind für die Behandlung des akuten Myokardinfarktes aufgrund ihres verzögerten Wirkungseintritts weniger geeignet.

ASS

GPIIb/IIIa-Rezeptorantagonisten

Azetylsalizylsäure

Die Wirksamkeit von Azetylsalizylsäure als Teil der Standardtherapie des akuten Myokardinfarktes wurde in zahlreichen klinischen Studien nachgewiesen. Dabei ist nicht nur die intravenöse Gabe von Azetylsalizylsäure, sondern auch die orale Gabe wirksam. Sicherlich ist es sinnvoll, Patienten schon frühestmöglich Azetylsalizylsäure zu verabreichen.

Standardtherapie
i.v. oder oral
möglichst frühzeitig

Ticlopidin

Der Thrombozytenaggregationshemmer Ticlopidin ist ein Thienopyridinderivat, welches die ADP-abhängige Aktivierung der Thrombozyten hemmt. Da der volle Wirkungseintritt erst nach 4–5 Tagen eintritt, erscheint die Gabe im akuten Infarkt ungeeignet. Auch liegen für Ticlopidin keine Studienergebnisse zur Behandlung im akuten Infarkt vor.

Bei Akutinfarkt
ungeeignet

Clopidogrel

Bei Akutinfarkt weniger geeignet

Loading Dose 1 × 4 – 6 Tabletten

Clopidogrel hemmt die Thrombozytenaggregation ähnlich wie Ticlopidin durch eine Hemmung der ADP-abhängigen Thrombozytenaktivierung. Es gilt auch für Clopidogrel, dass wegen des verzögerten Wirkungseintritts diese Substanz weniger geeignet ist für die Behandlung im akuten Myokardinfarkt. Trotzdem gibt es Hinweise, dass Patienten von einer so genannten Loading Dose mit 1 × 4 – 6 Tabletten Clopidogrel profitieren.

Glykoprotein IIb/IIIa-Rezeptorantagonisten

Rascher Wirkeintritt

Bei den Glykoprotein GPIIb/IIIa-Rezeptorantagonisten handelt es sich um Substanzen, die die gemeinsame Endstrecke der Thrombozytenaggregation, den GP IIb/IIIa-Rezeptor, blockieren. Die derzeit auf dem Markt erhältlichen GP IIb/IIIa-Rezeptorantagonisten Tirofiban, Abciximab, Lamifiban und Eptifibatide werden intravenös appliziert und überzeugen durch einen sehr raschen Wirkungseintritt. Für Tirofiban gibt es sehr gute Daten zur Behandlung des akuten Koronarsyndroms und bei Non-Q-Wave-Infarkten (Prism-Plus-Studie, TACTICS-Studie). Abciximab zeigte sich besonders wirksam als Begleittherapie der Akut-PTCA mit Stentimplantationen im akuten Myokardinfarkt. Orale Glykoprotein-IIb/IIIa-Rezeptorantagonisten sind derzeit nicht zugelassen.

Einsatz der GP IIb/IIIa-Rezeptorantagonisten

Standard bei Akut-PTCA

Empfehlung bei akutem Koronarsyndrom

Zur Therapie des akuten Myokardinfarkts mit Akut-PTCA führt die zusätzliche Gabe von GP IIb/IIIa-Rezeptorantagonisten zu besseren Ergebnissen und gilt heute als Standardtherapie. Der Nutzen dieser Substanzen ist auch bei der Therapie des akuten Koronarsyndroms bewiesen. Patienten mit akutem Koronarsyndrom sollten GP IIb/IIIa-Rezeptorantagonisten erhalten und dann bald einer invasiven Diagnostik mit möglicher Intervention zugeführt werden.

Die ersten Studiendaten über die Gabe von GP IIb/IIIa-Rezeptorantagonisten als Kombinationsbehandlung mit anderen Thrombolytika berichten über bessere Offenheitsraten, trotzdem gilt diese Therapie noch nicht als Standardtherapie (Tab. **24**).

Tab. **24** Thrombozytenfunktionshemmer bei akutem Myokardinfarkt

Azetylsalizylsäure	Teil der Standardtherapie des akuten Myokardinfarkts	Wirksamkeit nachgewiesen in vielen Untersuchungen u. a. in ISIS 2. Lancet 1988; 2: 349–360 ↑↑
Ticlopidin	Thienopyridinderivat, welches die ADP-abhängige Aktivierung der Thrombozyten hemmt	voller Wirkungseintritt erst nach 4–5 Tagen, daher scheint die Gabe im akuten Infarkt ungeeignet (keine Studien bekannt) ↓↓
Clopidogrel	Wirkungsweise ähnlich wie Ticlopidin (Hemmung ADP-abhängiger Thrombozyten-Aktivierung)	wegen verzögertem Wirkungseintritt bei akutem Myokardinfarkt weniger geeignet; Loading Dose mit 4–6 Tabletten empfehlenswert ↑
Glykoprotein IIb/IIIa-Rezeptorantagonisten	Substanzen, die die gemeinsame Endstrecke der Thrombozyten-Aggregation, den GP IIb/IIIa-Rezeptor blockieren	▪ bei der Therapie des akuten Koronarsyndroms (insbesondere mit Troponinerhöhung) zu empfehlen ↑↑ ▪ bei der AKUT-PTCA mit Rekanalisation zu empfehlen ↑↑ ▪ in Kombination mit niedrig dosierter Thrombolyse noch keine Standardtherapie →

3.3.2 Thrombozytenfunktionshemmer beim akuten Schlaganfall

Beim akuten Myokardinfarkt haben Thrombozytenfunktionshemmer, in der Akutphase gegeben, zu einer signifikanten Reduktion von Mortalität und Morbidität geführt. Klinische Studien, die den Einsatz von Azetylsalizylsäure (ASS) beim akuten Schlaganfall untersuchten, wurden erst in neuester Zeit durchgeführt.

Frühe Sekundärprävention beim Schlaganfall

Frühe Sekundärprävention (Reinsult, kardiale Ereignisse)

Hintergrund einer frühen Sekundärprävention ist eine Verhinderung von frühen Reinsulten und das Vermeiden neuer kardialer Ereignisse beispielsweise von Myokardinfarkten.

IST-Studie

n = 19435, 300 mg ASS vs. Plazebo, Beginn ≤ 48 h, 14 Tage Dauer

Die Internationale Schlaganfall-Studie (IST) wurde von England aus organisiert. Insgesamt wurden 19435 Patienten eingeschlossen. In einem faktoriellen Design erhielten die Patienten entweder Heparin (siehe unten) oder 300 mg Azetylsalizylsäure bzw. weder ASS noch Heparin. Patienten mit einem vermuteten ischämischen Insult konnten innerhalb von 48 Stunden eingeschlossen werden. Die Behandlung erfolgte über einen Zeitraum von 2 Wochen. Eine computertomographische Kontrolle vor Behandlungsbeginn war nicht erforderlich.

Studienergebnisse (IST)

– 1,1 % Reinsulte durch ASS

Die Internationale Schlaganfall-Studie zeigte, dass es mit 300 mg Azetylsalizylsäure zu 1,1 % weniger ischämischer Insulte innerhalb der ersten 2 Wochen kommt. Diese Risikoreduktion war statistisch nicht signifikant.

CAST-Studie

n = 21106, 160 mg ASS vs. Plazebo, Beginn ≤ 48 h, 4 Wochen Dauer

Die fast gleich große chinesische Schlaganfall-Studie (CAST) nahm 21106 Patienten auf, die in einem doppelblinden Design entweder mit 160 mg Azetylsalizylsäure oder mit Plazebo behandelt wurden. Hier betrugen die Einschlusszeit 48 Stunden und die Behandlungsdauer 4 Wochen. In der chinesischen Studie erhielten alle Patienten ein Computertomogramm. Insgesamt waren die Patienten aber weniger stark betroffen als in der Internationalen Schlaganfall-Studie (IST).

Studienergebnisse (CAST)

– 0,6 % Reinsulte durch ASS

In der chinesischen Studie kam es unter Azetylsalizylsäure zu 0,6 % weniger ischämischen Reinsulten. Erst eine Metaanalyse aus den beiden Studien ergab für Azetylsalizylsäure eine signifikante Reduktion von Mortalität und erneutem Schlaganfall.

Empfehlung zur Sekundärprävention

Möglichst frühe Sekundärprävention

Die Empfehlung lautet daher, bei Patienten mit akutem Schlaganfall sehr früh mit einer Sekundärprävention zu beginnen. Azetylsalizylsäure in einer Dosis von 150 – 300 mg führt zu einer geringen Reduktion von Mortalität und erneutem Schlaganfall, wobei die absolute Zahl bei 9 Ereignissen pro 1000 behandelten Patienten liegt. ASS bedingt keine signifikant erhöhte Rate an Blutungskomplikationen. Ticlopidin und Clopidogrel eignen sich nicht für sehr frühe Sekundärprävention, da es bis zum Wirkungseintritt einige Tage dauert.

Azetylsalizylsäure sollte allerdings nicht gegeben werden, bevor durch ein Computertomogramm eine Blutung oder Subarachnoidalblutung als Ursache der Schlaganfallsymptomatik ausgeschlossen ist (Tab. **25**).

Tab. **25** Empfehlung

- Azetylsalizylsäure 150–300 mg führt bei ischämischem Insult zu einer geingen Reduktion von Mortalität und erneutem Schlaganfall (9 pro 1000) ↑↑
- Azetylsalizylsäure nicht geben, bevor Blutung durch CT ausgeschlossen

3.4 Heparintherapie beim akuten Schlaganfall

Heparin

In den USA wurden Patienten mit ischämischen Insulten traditionell in der Akutphase mit Heparin antikoaguliert.

Keine neuen Thromben
Hemmung bestehender Thromben

Sinn der Heparinisierung sollte es sein, weitere Thromben zu verhindern beziehungsweise das Wachstum eines bestehenden Thrombus zu hemmen.

Studien zu Heparin, niedermolekularem Heparin und Heparinoiden

Diese therapeutische Maßnahme wurde bisher in vielen Studien untersucht. In der Internationalen Schlaganfall-Studie (IST) wurden dabei zwei verschiedene Heparindosierungen benutzt, wobei eine Dosis derjenigen entspricht, die in Deutschland zur Prävention tiefer Beinvenenthrombosen eingesetzt wird (2 × 5000 IU), und eine zweite Dosis, die einer PTT-wirksamen Vollheparinisierung entspricht (2 × 12 500 IU). Die TOAST-Studie rekrutierte Patienten mit einem ischämischen Insult und behandelte eine Hälfte mit dem Heparinoid Danaparoid. Die FISSBis-Studie benutzte Fraxiparin und die Hongkong-Studie Nadroparin. Drei weitere Studien (TAIST, TOPAS und HAEST) setzten niedermolekulares Heparin ein (Tab. **26**).

Studienergebnisse

Insgesamt führte Heparin in der IST-Studie zwar zu einer Risikoreduktion bezüglich ischämischer Reinsulte (3,8 % ohne Heparin, 2,9 % mit Heparin), wobei dieses positive Ergebnis vollständig durch eine erhöhte Zahl zerebraler Blutungen aufgehoben wurde (1,2 % mit Heparin vs. 0,4 % ohne Heparin). TOAST und FISSBis hatten eine ausreichende Patientenzahl und fanden keinen therapeutischen Effekt von Heparin oder Heparinoiden bei Patienten mit einem akuten ischämischen Insult. Dies gilt auch für die übrigen Studien. In der HAEST-Studie ergab sich auch kein

Kein Benefit durch Heparinisierung

Tab. **26** Studien zu Heparin und Heparinoiden

Studie	IST	TOAST	FISSBis	Hongkong	TOPAS	TAIST
N	19435	1281	?	308	400	1486
Substanz	Heparin 2 × 5000 2 × 15000	Danaparoid	Fraxiparin	Nadroparin	Certoparin	Tinzaparin

Nutzen von niedermolekularem Heparin in der Akutphase des Schlaganfalls bei Patienten mit kardialer Emboliequelle.

Studienergebnisse

Die FISSBis- und die TAIST-Studien hatten allerdings ein klinisch wichtiges Ergebnis: Schlaganfallpatienten, die mit niedermolekularem Heparin behandelt worden waren, hatten signifikant weniger tiefe Beinvenenthrombosen und Lungenembolien (Tab. **27**).

Tab. **27** Studienergebnisse

1. IST: weniger ischämische Insulte (3,8 vs. 2,9 %) aber mehr zerebrale Blutungen (0,4 vs. 1,2 %)
2. TOAST: negativ
3. FISSBis: negativ
4. Hongkong: signifikant besser nach 6 Monaten
5. TOPAS: negativ
6. TAIST: negativ
7. Signifikante Reduktion tiefer Beinvenenthrombosen und Lungenembolien in FISSBis und TAIST ↑↑

Therapieempfehlung

Niedermol. Heparine: Weniger tiefe Beinvenenthrombosen + Lungenembolien

Patienten mit einem frischen ischämischen Insult sollten nicht routinemäßig mit Heparin, niedermolekularem Heparin oder Heparinoiden in PTT-wirksamer Dosierung antikoaguliert werden. Ob dies für Patienten mit Dissektionen hirnversorgender Arterien gilt, ist bisher nicht bekannt. Bei Patienten mit hochgradigen Stenosen der A. carotis interna wird allerdings der Zeitraum bis zur operativen Sanierung durch eine

Tab. **28** Empfehlung

1. Kein Routinemäßiger Einsatz von Heparin oder Heparinoiden in PTT wirksamer Dosis ↓↓
2. Niedrig dosiertes Fraxiparin schützt vor Beinvenenthrombosen ↑
3. Heparin oder Heparinoide möglicherweise wirksam bei
   - kardialer Emboliequelle →
   - hochgradigen extra- und intrakraniellen Stenosen →
   - Dissektionen →

Vollheparinisierung überbrückt. Niedrig dosierte niedermolekulare Heparine schützen vor tiefen Beinvenenthrombosen (Tab. **28**).

4 Sekundärprävention

4.1 Thrombozytenfunktionshemmer und Antikoagulantien für die Sekundärprävention des Schlaganfalls

4.1.1 Schlaganfall-Sekundärprävention mit ASS, Dipyramidol, Ticlopidin und Clopidogrel

Zur Sekundärprävention des Schlaganfalls mit Thrombozytenfunktionshemmern gibt es weitaus bessere wissenschaftliche Daten als zur Primärprävention. In prospektiven plazebokontrollierten Studien wurden untersucht: Azetylsalizylsäure, Dipyridamol, Ticlopidin und Clopidogrel.

ASS, Dipyridamol, Ticlopidin, Clopidogrel

Schlaganfallrisiko

Ziel der Sekundärprävention ist es, nach einer transienten ischämischen Attacke (TIA) oder nach einem Schlaganfall einen erneuten Schlaganfall zu verhindern. Das relative Risiko eines erneuten Schlaganfalls liegt innerhalb der ersten 30 Tage nach einer TIA oder nach einem manifesten Insult zwischen 3 und 15%. Das Einjahresrisiko liegt zwischen 10 und 20% (Tab. **29**). Aus pathophysiologischer Sicht ist verständlich, dass Thrombozytenfunktionshemmer nur eine Reduktion ischämischer Insulte, nicht eine Reduktion von zerebralen Blutungen bedingen können.

Hohes relatives Reinsultrisiko

Tab. **29** Kumulatives Schlaganfallrisiko

	nach TIA	nach Insult
30 Tage	4–8%	3–10%
1 Jahr	12–13%	10–14%

Azetylsalizylsäure

Bis 14% geringeres Risiko (dosisunabhängig)

Blutungskomplikation dosisunabhängig

Niedrige Dosis wg. GI-Blutungen

Die größten Erfahrungen liegen in der Sekundärprävention für Azetylsalizylsäure vor. Fasst man alle 11 Studien zusammen, die bisher ASS und Plazebo verglichen, wobei diese Studien mehr als 11600 Patienten umfassen, kommt es zu einer 13–14%igen Reduktion des kombinierten Endpunktes von Schlaganfall, Myokardinfarkt oder vaskulärem Tod, wenn Patienten mit transienter ischämischer Attacke oder ischämischem Insult behandelt wurden. Wichtig ist dabei, dass es keine Beziehung zwischen Risikoreduktion und Dosis von Azetylsalizylsäure gibt (Abb. **31**). Dies gilt für einen Dosisbereich für die Azetylsalizylsäure zwischen 50 mg und 1600 mg. Interessant ist auch die Beobachtung, dass schwerwiegende Blutungskomplikationen, die zu einem Krankenhausaufenthalt, einer Operation oder einer Bluttransfusion führen, nicht dosisabhängig sind, d. h. dass kleine Dosen von Azetylsalizylsäure dasselbe Blutungsrisiko tragen wie hohe Dosierungen. Alle Studien legen allerdings nahe, dass gastrointestinale Nebenwirkungen eindeutig dosisabhängig sind, so dass im klinischen Alltag eine möglichst niedrige Azetylsalizylsäure-Dosis gewählt werden soll.

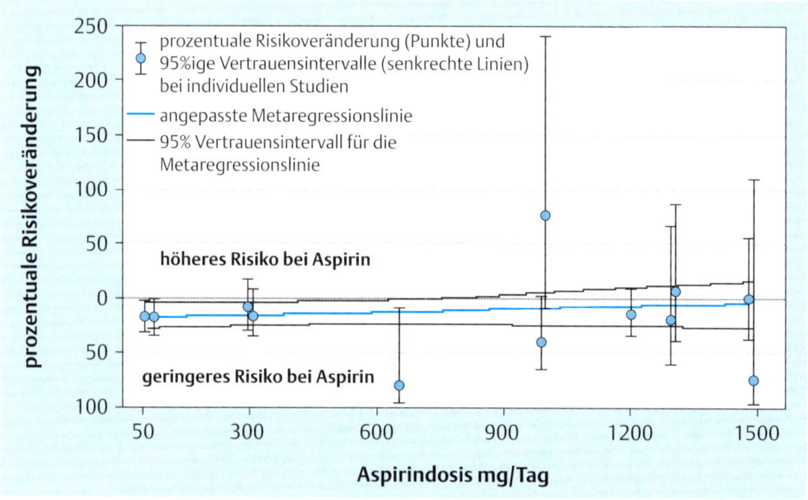

Abb. **31** Änderung des Schlaganfallrisikos beim Einsatz von Azetylsalizylsäure (ASS) in der Sekundärprävention des Schlaganfalls. Dargestellt sind die Daten einzelner Studien, die unterschiedliche ASS-Dosierungen verwendeten. Es ergibt sich keine Abhängigkeit des therapeutischen Effektes von der ASS-Dosis (Arch Int Med, 1999).

Empfehlung

Die Empfehlung lautet daher, dass in der Sekundärprävention Azetylsalizylsäure in Dosierungen zwischen 50 und 300 mg gegeben werden sollte (Tab. **30**). Die einzige Ausnahme von dieser Regel sind Patienten mit einer kardialen Emboliequelle, bei denen Kontraindikationen gegen die Antikoagulation bestehen. Hier ist bisher nur eine ASS-Dosierung von 300 mg wissenschaftlich belegt (siehe unten).

ASS 50 – 300 mg nach TIA/ischämischem Insult

Tab. **30** Azetylsalizylsäure (ASS) in der Sekundärprävention

- Reduktion von Schlaganfall, Myokardinfarkt oder vaskulärem Tod – 13 – 14% (11 Studien)
- zwischen 50 mg und 1600 mg ohne Bezug zur Dosis
- schwere Blutungskomplikationen nicht dosisabhängig
- gastrointestinale Nebenwirkungen dosisabhängig
- Empfehlung: ASS zwischen 50 – 300 mg zur Sekundärprävention nach TIA oder ischämischem Insult ↑↑

Ticlopidin

Insgesamt ist die Risikoreduktion, die mit Azetylsalizylsäure erzielt wird, enttäuschend. Daher wurde versucht, durch Substanzen mit anderem Wirkungsmechanismus oder durch die Kombination von Thrombozytenfunktionshemmern eine bessere Risikoreduktion zu erzielen. Die Ticlopidin-Aspirin-Schlaganfall-Studie (TASS) untersuchte bei Patienten mit vollendetem Schlaganfall, ob 2 × 250 mg Ticlopidin oder 2 × 650 mg Azetylsalizylsäure wirksamer sind. Bei dem primären Endpunkt Schlaganfall betrug die relative Risikoreduktion zugunsten von Ticlopidin 21% und war signifikant. Für den kombinierten Endpunkt Schlaganfall, Myokardinfarkt und Tod betrug die relative Risikoreduktion 9% und war nicht signifikant.

Ticlopidin vs. ASS: Ischämischer Insult – 21%; Ischämischer Insult, MI, Tod – 9%

Im Vergleich zu Azetylsalizylsäure ist Ticlopidin bei Patienten mit abgelaufenem Schlaganfall besser wirksam. Ticlopidin verursacht auch deutlich weniger gastrointestinale Nebenwirkungen, insbesondere weniger gastrointestinale Blutungen. Nachteil von Ticlopidin ist die Gefahr einer Neutropenie, die bei 0,8% aller Patienten innerhalb der ersten 3 Monate beobachtet wird. In dieser Zeit müssen daher engmaschige Blutbildkontrollen durchgeführt werden. Ein kleiner Teil der Patienten muss die Be-

Ticlopidin wirksamer als ASS; weniger GI-Blutungen

NW: Durchfall, Neutropenie

handlung auch wegen therapierefraktären Durchfalls abbrechen. In seltenen Fällen wurde eine thrombotisch-thrombozytopenische Purpura beobachtet. Das Auftreten dieser Komplikation ist allerdings nicht von der Dauer der Behandlung abhängig. Patienten, die beginnen, gehäufte transiente ischämische Attacken oder eine fluktuierende neurologische Symptomatik zu entwickeln, sollten daher sofort ein Blutbild mit Bestimmung der Thrombozyten erhalten. Die einzige therapeutische Maßnahme ist eine Plasmapherese. Bedingt durch die Nebenwirkungen, hat in der Zwischenzeit Clopidogrel das Ticlopidin verdrängt.

Blutbild!

Clopidogrel

Clopidogrel ist ein anderer Thrombozytenfunktionshemmer, von dem bereits vor seinem Einsatz in der Klinik bekannt war, dass sein Einsatz keine Neutropeniegefahr mit sich bringt. Die Clopidogrel-Aspirin-Studie (CAPRIE) war eine sehr große Sekundärpräventionsstudie, die mit der Philosophie durchgeführt wurde, dass die Arteriosklerose eine generalisierte Erkrankung ist, die wahlweise Herz, Hirn oder periphere Arterien betreffen kann bzw. auch alle Gefäßterritorien gemeinsam. Daher wurden insgesamt 19 185 Patienten eingeschlossen, die entweder einen ischämischen Insult oder einen Myokardinfarkt erlitten hatten oder an einer arteriellen Verschlusskrankheit der Beine litten. Bezogen auf den primären Endpunkt Reduktion von Schlaganfall, Myokardinfarkt oder Tod waren 75 mg Clopidogrel signifikant wirksamer als 300 mg Azetylsalizylsäure. Die relative Risikominderung zugunsten von Clopidogrel betrug 8,7 %. Bezogen auf den isolierten Endpunkt Schlaganfall ergab sich allerdings kein signifikanter Vorteil von Clopidogrel im Vergleich zu Azetylsalizylsäure (Abb. **32, 33**).

Clopidogrel vs. ASS
Insult – 6,1 % (n.s.)
Insult, MI, Tod – 8,7 %

Empfehlung

Bei Kontraindikation für ASS; bei pAVK bzw. KHK

Clopidogrel eignet sich vor allem für Patienten, die Azetylsalizylsäure nicht tolerieren oder Kontraindikationen gegen Azetylsalizylsäure haben. Da für die Untergruppe der Patienten mit peripherer arterieller Verschlusskrankheit sowie für Patienten mit multiplen vaskulären Risikofaktoren eine signifikante Überlegenheit von Clopidogrel gezeigt werden konnte, sollten Patienten, die eine TIA oder einen ischämischen Insult erlitten und zusätzlich eine KHK, einen Myokardinfarkt oder eine periphere Verschlusskrankheit haben, bevorzugt mit Clopidogrel behandelt werden.

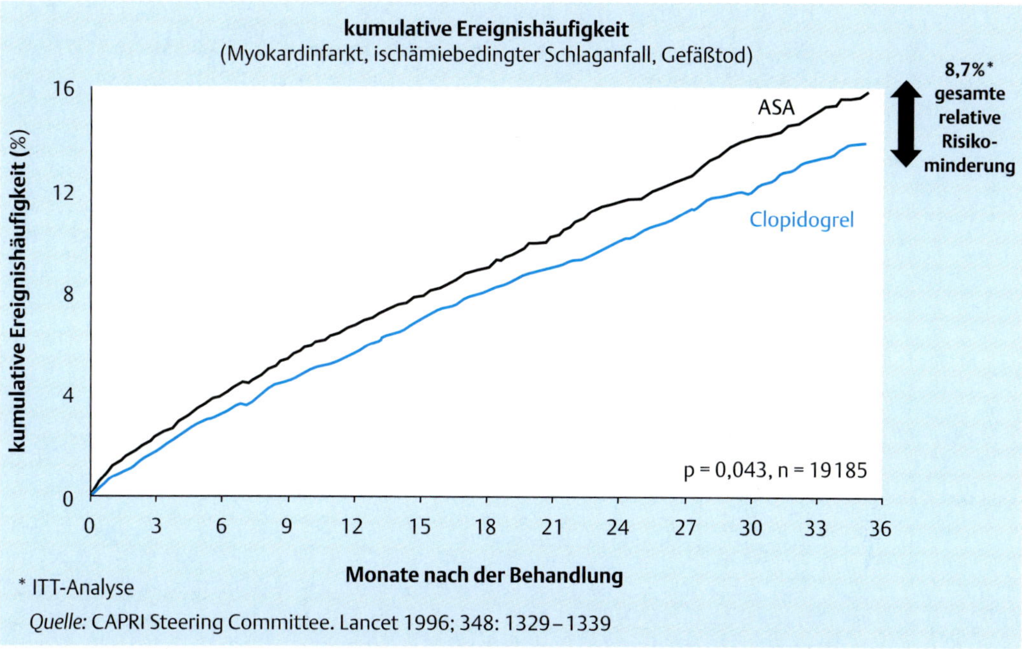

Abb. **32** Ergebnisse der CAPRIE-Studie. Über einen Zeitraum von 36 Monaten zeigt sich eine 8,7%-ige Reduktion von Myokardinfarkten, Schlaganfällen und vaskulären Todesfällen zugunsten von Clopidogrel im Vergleich zu Azetylsalizylsäure.

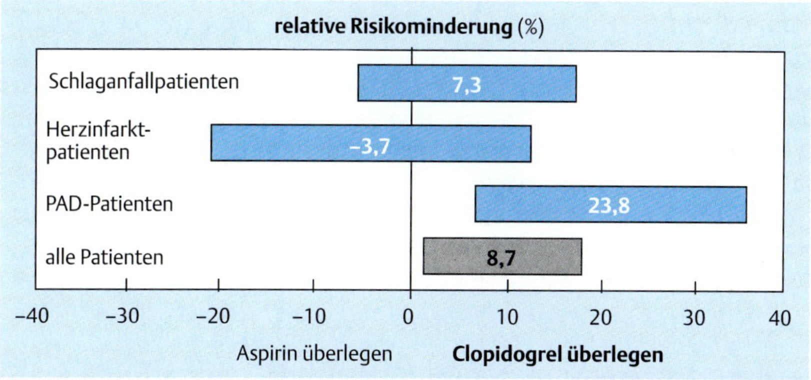

Abb. **33** Darstellung der relativen Risikoreduktion für vaskuläre Ereignisse in den Untergruppen der CAPRIE-Studie. Für Patienten mit Schlaganfall oder Herzinfarkt ergab sich keine Überlgenheit von Clopidogrel gegenüber ASS. Nur die Untergruppe der Patienten mit pAVK profitiert von Clopidogrel.

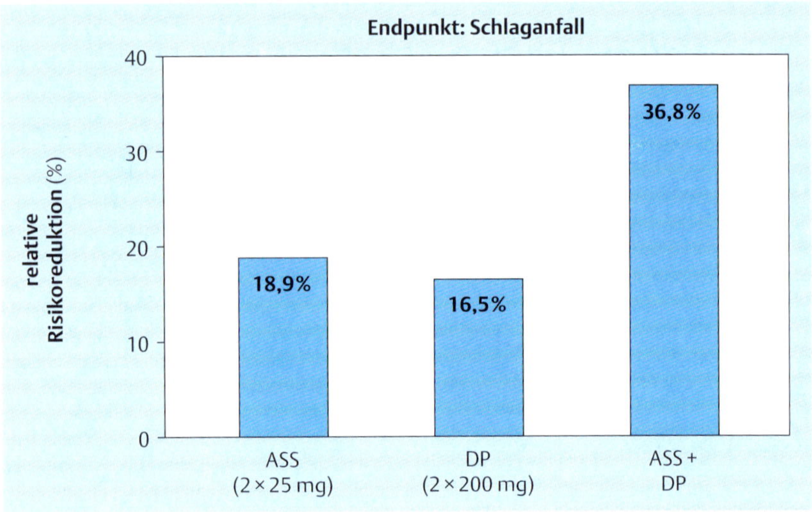

Abb. **34** ASS plus Dipyridamol (DP).

ASS plus Dipyridamol

Die Europäische Schlaganfall-Präventionsstudie 2 (ESPS 2) untersuchte, ob Azetylsalizylsäure in niedriger Dosis, retardiertes Dipyridamol oder die Kombination beider Substanzen signifikant wirksamer sind als eine Behandlung mit Plazebo. Insgesamt 6600 Patienten mit transienten ischämischen Attacken oder ischämischem Insult wurden in die Studie aufgenommen. Unter einer Behandlung mit 2 × 25 mg Azetylsalizylsäure kam es zu einer 18,9%igen relativen Risikominderung für den Endpunkt Schlaganfall im Vergleich zu Plazebo. Unter Dipyridamol allein (2 × 200 mg) betrug die relative Risikominderung 16,5% und war ebenfalls signifikant. Kombinierte man die beiden Substanzen, kam es zu einer relativen Risikominderung von 36,8%, so dass ganz offensichtlich die beiden Substanzen additiv wirken. Keine der Substanzen war in der Lage, die Mortalität zu reduzieren (Abb. **34**).

Signifikante Wirkung (Endpunkt Schlaganfall)

Wirkung ASS + DP additiv

Vergleich der Thrombozytenfunktionshemmer

Clopidogrel bzw. ASS + DP

Vergleicht man die Thrombozytenfunktionshemmer miteinander bzw. im Vergleich zu Azetylsalizylsäure, so zeigt sich für vaskuläre Ereignisse eine signifikante Überlegenheit von Clopidogrel gegenüber ASS allein. Für Schlaganfälle sowie den kombinierten Endpunkt Myokardinfarkt, Schlaganfall und vaskulärer Tod zeigt sich eine wesentliche Überlegen-

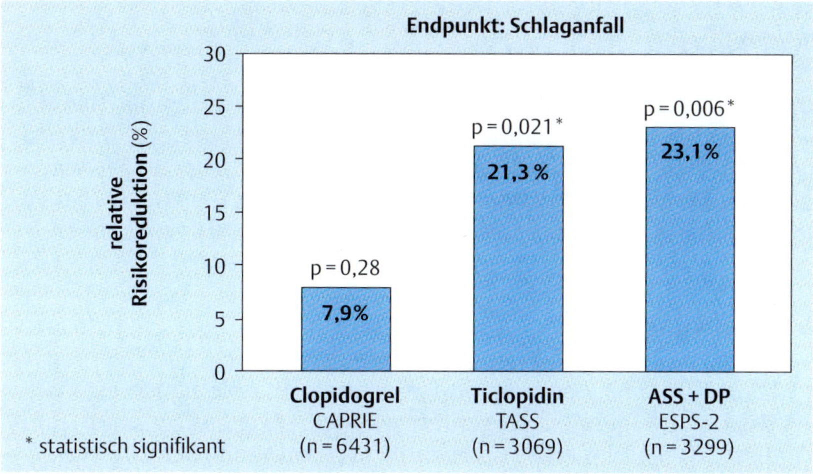

Abb. **35** Thrombozytenfunktionshemmer im Vergleich zu ASS. Endpunkt: Schlaganfall.

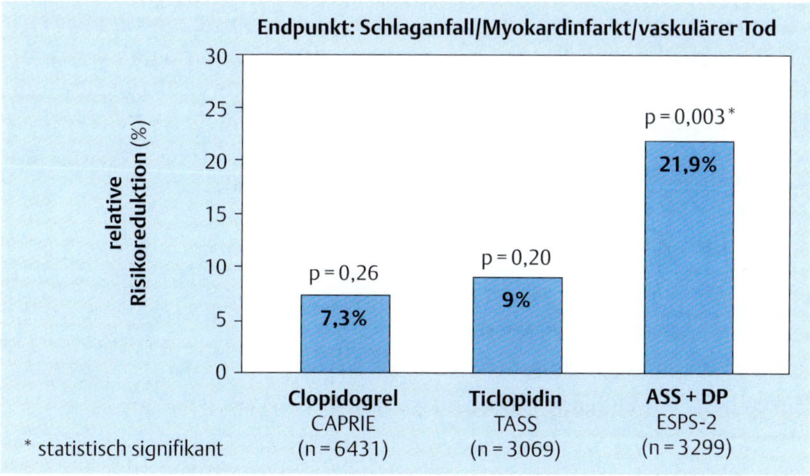

Abb. **36** Thrombozytenfunktionshemmer im Vergleich zu ASS. Endpunkt: Schlaganfall/Myokardinfarkt/vaskulärer Tod.

heit für die Kombination von ASS und Dipyridamol. Im Moment werden in großen Studien Clopidogrel plus ASS mit Clopidogrel allein bzw. ASS allein verglichen, aber auch die Kombination von Clopidogrel plus ASS versus ASS plus retardiertes Dipyridamol (Abb. **35, 36**).

Empfehlung

Abwägung Nutzen – Risiken

Die Empfehlung lautet daher, in der Sekundärprävention als Therapie der ersten Wahl eine Kombination aus Azetylsalizylsäure plus Dipyridamol einzusetzen. Es sollte allerdings bedacht werden, dass weder Azetylsalizylsäure noch Dipyridamol bzw. Ticlopidin oder Clopidogrel bei Patienten mit TIA oder Schlaganfall die Mortalität beeinflussen können.

Nebenwirkungen

Keine Antikoagulation ohne kardiale Embolie

Bei allen Thrombozytenfunktionshemmern muss wie üblich eine Nutzen-Risiko-Abwägung durchgeführt werden. Azetylsalizylsäure führt häufig zu Magenschmerzen und kann schwerwiegende Blutungskomplikationen verursachen. Hauptproblem bei Ticlopidin ist zu Beginn der Behandlung ein zum Teil therapierefraktärer Durchfall und das Risiko einer Neutropenie bis zur Agranulozytose. Dipyridamol führt häufig bei Behandlungsbeginn zu Kopfschmerzen, wobei diese meist in den nächsten Tagen wieder abklingen. Wenn sie auftreten, können sie mit Metamizol behandelt werden. Besonders gefährdet für Kopfschmerzen sind Patienten, die ursprünglich unter einer Migräne litten. Clopidogrel wird gut vertragen und führt signifikant seltener als Azetylsalizylsäure zu schwerwiegenden Blutungen (Tab. **31**).

Tab. **31** Die häufigsten Nebenwirkungen

ASS	Magenschmerzen, Blutungen
Ticlopidin	Durchfall, Neutropenie
Dipyridamol	Kopfschmerzen, Durchfall
Clopidogrel	Blutungen seltener als bei ASS

4.1.2 Antikoagulation

Die SPIRIT-Studie untersuchte eine hochdosierte Antikoagulation mit einer INR von 3–4,5 mit 30 mg ASS pro Tag bei Patienten ohne kardioembolische Schlaganfallursache. Die Studie wurde wegen einer erhöhten Blutungsrate unter oraler Antikoagulation gestoppt. Die WARSS-Studie zeigte eine gleiche Rate von ischämischen Ereignissen und von Blutungen unter 325 mg ASS wie oraler Antikoagulation (INR 1,4–2,8) bei Patienten nach TIA oder ischämischem Insult ohne kardiale Emboliequelle. Erklärlich ist diese Differenz durch die unterschiedliche Intensität der Antikoagulation. Wird scharf antikoaguliert, wie in SPIRIT, dann treten deutlich mehr Blutungen auf; wird eine INR um 2 gewählt, sind die Blutungsraten denen unter ASS vergleichbar. Die Antikoagulation ist daher bei Schlaganfallpatienten ohne kardiale Emboliequelle nicht zu empfehlen (Tab. **32**).

Antikoagulation nicht besser als ASS

Tab. **32** Empfehlung für Sekundärprävention

1. Clopidogrel eignet sich für Patienten, die ASS nicht tolerieren oder eine pAVK haben ↑↑
2. Die Kombination von ASS + Dipyridamol ist ASS allein signifikant überlegen ↑↑
3. Keiner der Thrombozytenfunktionshemmer hat einen Einfluss auf die Mortalität ↓↓
4. Die Antikoagulation ist für Schlaganfallpatienten ohne kardiale Emboliequelle nicht zu empfehlen
5. GP IIb/IIIa-Antagonisten sind in der Sekundärprävention des Schlaganfalls nicht wirksam

4.1.3 Herzinfarkt-Sekundärprävention mit Thrombozytenfunktionshemmern

Studien zur Sekundärprävention der koronaren Herzkrankheit

Zahlreiche Studien haben den positiven Effekt von Thrombozytenfunktionshemmern für die Sekundärprävention einer koronaren Herzkrankheit bewiesen. Eine Metaanalyse von 18 000 Patienten zeigt, dass Azetylsalizylsäure in der Sekundärprävention zu einer 13 %igen Reduktion der kardiovaskulären Mortalität und zu einer 42 %igen Reduktion nicht tödlicher Reinfarkte führt. Dieser Metaanalyse liegen Dosierungen zwischen 75 und 325 mg Azetylsalizylsäure/Tag zugrunde.

Metaanalyse:
ASS 75–325 mg/d,
n = 18 000,
kardiovaskuläre Mortalität – 13 %,
Reinfarkt (nicht tödl.) – 42 %

Dosierung von Azetylsalizylsäure

Keine Studie mit 100 mg ASS

Obgleich in Deutschland die gängige Dosis von Azetylsalizylsäure bei 100 mg/Tag liegt, wurden alle Studien mit Aspirin in höheren oder auch niedrigeren Dosierungen durchgeführt. Es ist bemerkenswert, dass die Dosierung 100 mg/Tag die einzige nicht untersuchte Dosierung von Azetylsalizylsäure ist. Trotzdem liegen genügend experimentelle Hinweise vor, die die Wirksamkeit dieser Dosierung rechtfertigen. Bei der instabilen Angina pectoris führt die Gabe von Aspirin zu einer deutlichen relativen Risikoreduktion von über 50% (Tab. **33**).

Tab. **33** Aspirin und instabile Angina pectoris

	n	Dosis (mg/Tag)	relative Risikoreduktion (%)
Lewis et al.	1338	324	51
Cairus et al.	555	1300	51
Theroux et al.	479	650	72
Risc	796	75	57 (5 Tage) 68 (3 Mon.)

Clopidogrel

Clopidogrel etwas wirksamer als ASS

Die groß angelegte CAPRIE-Studie hat bei 19185 Patienten die Thrombozytenaggregationshemmer Clopidogrel und Aspirin bezüglich ihrer Wirksamkeit in der Sekundärprävention der koronaren Herzkrankheit untersucht. Dabei konnten im Vergleich zu Aspirin mit Clopidogrel etwas mehr kardiale Ereignisse verhindert werden, wobei die Endpunkte Myokardinfarkt, vaskulärer Tod und Schlaganfall zusammengefasst wurden (Tab. **34**). Subgruppenanalysen weisen darauf hin, dass besonders Patienten nach Schlaganfall und auch Patienten mit zusätzlicher peripherer arterieller Verschlusskrankheit von einer Clopidogreltherapie profitierten.

Tab. **34** Anzahl vaskulärer Ereignisse, die durch ASS oder Clopidogrel verhindert werden (bei 1000 Pat./Jahr)

	Endpunkte	verhinderte Ereignisse
Clopidogrel	Myokardinfarkt vaskulärer Tod Schlaganfall	24
ASS	Myokardinfarkt vaskulärer Tod Schlaganfall	19

Empfehlungen zur Sekundärprävention

Die Sekundärprävention der koronaren Herzerkrankung mit Aspirin wurde in zahlreichen Studien bewiesen und wird somit empfohlen. Trotz fehlender klinischer Studienergebnisse wird zu einer Dosierung von 100 mg/Tag geraten.

ASS 100 mg/d

Aufgrund des hohen Preises sollte Clopidogrel anstelle von Aspirin eher bei einer Aspirinunverträglichkeit empfohlen werden, wobei ohne Zweifel der Nutzen einer Clopidogreltherapie ebenso bewiesen ist. Bei Patienten nach Schlaganfall und mit zusätzlicher peripherer arterieller Verschlusskrankheit sollte eine Clopidogreltherapie anstelle von Aspirin erwogen werden. Auch Patienten mit instabiler Angina pectoris profitieren von einer Clopidogrel-Therapie (CURE-Studie).

Clopidogrel für ausgewählte Patienten/ bei ASS-Kontraindikation

Der Nutzen einer zusätzlichen Dipyridamoltherapie zur Sekundärprävention des Myokardinfarktes ist bislang nicht sicher erwiesen (Tab. **35**).

Tab. **35** Empfehlung

- Sekundärprävention der KHK mit ASS ist bewiesen ↑↑
- empfohlene Dosierung 100 mg/Tag ↑
- Clopidogrel anstatt ASS nur bei ASS-Unverträglichkeit, nach Schlaganfall, bei zusätzlicher pAVK, instabiler Angina pectoris, aber Nutzen ist ebenso bewiesen ↑↑
- Nutzen einer zusätzlichen Dipyridamol-Therapie nicht sicher bewiesen →

4.2 Interventionelle Verfahren und Gefäßoperationen

Revaskularisationsmaßnahmen zur Behandlung der koronaren Herzkrankheit: PTCA

Die PTCA (perkutane transluminale Koronarangioplastie) von Koronarstenosen ist indiziert bei symptomatischen Patienten, wobei ein entsprechender Ischämienachweis gefordert werden sollte. In der Regel wird die PTCA bei signifikanten Stenosen (über 80%) angewandt. Die PTCA gilt als geeignetes Verfahren mit hoher Erfolgsrate zur Rekanalisation verschlossener Infarktgefäße, also zur Behandlung des akuten Myokardinfarktes (Tab. **36**).

PTCA bei
> 80% Stenose

Tab. **36** PTCA von Koronarstenosen

- bei symptomatischen Patienten
- nur bei Ischämienachweis
- bei akutem Myokardinfarkt
- bei signifikanten Stenosen (> 80%)

Restenosierungen nach PTCA und Stentimplantation

Die PTCA hat eine sehr hohe Erfolgsrate über 90% und eine niedrige Komplikationsrate unter 5%. Das Hauptproblem der PTCA ist die relativ hohe Restenoserate, die je nach Studie mit 30–50% angegeben wird. Zahlreiche Studien zur systemischen Therapie mit verschiedenen Medikamenten konnten bislang nicht nachweisen, dass die Restenoserate nach PTCA medikamentös gesenkt werden kann. Lediglich führt die zusätzliche Implantation von Stents zu einer Reduktion der Restenoserate von ca. 15–35%, vorausgesetzt die dilatierten Gefäße haben einen genügend großen Durchmesser. Die erneute Dilatation von In-Stent-Restenosen geht mit Re-Restenoseraten bis über 60% einher. Hingegen gilt die

> 90% Erfolgsrate
< 5% Komplikationen
Aber: 30–50% Restenosen

Deutlich niedrigere Restenoserate durch Stentimplantation ↑↑

aufwändige lokale Strahlentherapie (Brachytherapie) als geeignetes Verfahren zur Behandlung der In-Stent-Restenosen.

Stents können Restenosen verhindern

Meilenstein: Sirolimus-Stent

Eine Neuentwicklung sind die mit Rapamycin beschichteten Stents (Sirolimus-Stent). Der Sirolimus-Stent muss als Meilenstein in der interventionellen Kardiologie angesehen werden. Diese „Drug-eluting"-Stents zeigen Restenoseraten zwischen 0 und 8%, auch in Gefäßen mit kleinem Durchmesser und in längeren Läsionen (Langzeitdaten stehen noch aus). Die noch begrenzte Verwendung dieser Stents kann nur durch ihren derzeit relativ hohen Preis (bis 2400 EUR) erklärt werden.

Stent : ASS + Clopidogrel

Um eine Frühthrombosierung der Stents zu vermeiden, ist eine 4-wöchige Kombinationstherapie mit Azetylsalizylsäure und Clopidogrel erforderlich. Bei beschichteten Sirolimus-Stents wird sogar eine 6-monatige Behandlungsdauer empfohlen (Tab. **37**).

Tab. **37** Empfehlung: PTCA und Stent

ASS 100 mg + Clopidogrel für 4 Wochen ↑↑

Alternative interventionelle Revaskularisationsmaßnahmen

Andere Methoden zur interventionellen Behandlung von Koronarstenosen haben sich nicht durchgesetzt. Weder die direktionale Koronaratherektomie, die Rotablation noch die Laserangioplastie zeigen Vorteile gegenüber der PTCA mit Stentimplantation. Bei der Atherektomie wird ein rotierendes, schneidendes Messer eingesetzt, um Läsionsmaterial zu entfernen. Der Rotablator ist ein drahtgeführter diamantenbeschichteter kleiner Bohrkopf, der mit Umdrehungen bis zu 100 000/min Plaquematerial entfernt, und lediglich selten bei langstreckig verkalkten Läsionen eingesetzt wird. Die Ergebnisse vergleichender Untersuchungen dieser neuen Methoden bezüglich der Restenoserate sind enttäuschend. Alle genannten Methoden haben eine vergleichbare Restenoserate, wobei die Komplikationsrate bei den alternativen Methoden sicherlich eher höher liegt (Tab. **38**).

Andere Interventionen nicht überzeugend

Tab. **38** PTCA und Stentimplantationen

PTCA + Stent	→ deutlich niedrigere Restenoseraten (ca. 10–25% bei großlumigen Gefäßen, sonst bis zu 35%) ↑↑
Therapie der In-Stent-Restenose	→ erneute PTCA (Re-Restenoserisiko bis > 60%) Brachytherapie zu empfehlen ↑
PTCA + mit Rapamycin beschichteter Stent	→ keine oder nur geringe (– 8%) Restenoserate ↑

Aortokoronare Bypassoperation

Die aortokoronare Bypassoperationsbehandlung von Koronarstenosen ist bei symptomatischen Patienten indiziert, wenn eine PTCA nicht möglich erscheint. Für die koronare Bypassoperation kommen eher Patienten mit koronarer 3-Gefäß-Erkrankung und auf jeden Fall mit Hauptstammstenose infrage. Es ist auch möglich, Patienten mit koronarer 3-Gefäß-Erkrankung zu dilatieren. Größere vergleichende Studien bei diesem Patientenkollektiv zeigen, dass die 5-Jahres-Mortalität für beide Behandlungsgruppen vergleichbar ist, jedoch die Gruppe der dilatierten Patienten eine 50%ig höhere Re-Revaskularisationsrate hat. Dies könnte sich vielleicht durch den Einsatz der beschichteten Stents zugunsten der PTCA ändern.

Bypass-OP falls PTCA nicht indiziert

Für die Bypassoperation ist eine Lebensverlängerung nur bei Patienten mit Hauptstammstenosen sowie mit koronarer 3-Gefäß-Erkrankung und schlechter linksventrikulärer Pumpfunktion gesichert (Tab. **39**).

Lebensverlängerung nur bei bestimmten Patienten

Tab. **39** Aortokoronare Bypassoperation zur Behandlung von Koronarstenosen

- bei symptomatischen Patienten, wenn PTCA nicht indiziert
- eher bei koronarer 3-Gefäß-Erkrankung, besonders mit zusätzlichem Diabetes mellitus
- bei Hauptstammstenose

Lebensverlängerung gesichert nur bei

- Hauptstammstenose ↑↑
- koronarer 3-Gefäß-Erkrankung mit schlechter linksventrikulärer Pumpfunktion ↑↑

Aufgrund der relativ schnellen Reverschlussrate venöser Venenbrücken sollte in der Regel eine arterielle Revaskularisation angestrebt werden. Mit neueren weniger invasiven Operationsmethoden können sonst häufige neurologische Komplikationen verhindert werden, so z. B. bei der Bypassoperation am schlagenden Herzen unter Ausschaltung der Herz-Lungen-Maschine.

Operation einer Karotisstenose

Schlaganfallrisiko bei Karotisstenose

Ein wesentlicher Risikofaktor für einen Schlaganfall ist das Vorliegen einer hämodynamisch relevanten Stenose der A. carotis interna. Die hämodynamischen Auswirkungen beginnen etwa bei einer Lumeneinengung von 70%. Während sich für die Einengung der Koronararterien in der Zwischenzeit die transkutane Ballondilatation und Stentimplantation zur Therapie durchgesetzt haben, gibt es erst seit Ende der 90er-Jahre Ergebnisse prospektiver Studien zum Einsatz der operativen Behandlung von Karotisstenosen bei Patienten mit TIA oder leichtem Schlaganfall. In Amerika und Europa wurden parallel zwei große randomisierte Studien durchgeführt.

NASCET- und ECST-Studie

Zwei randomisierte Studien

Karotisendarterektomie plus ASS vs. ASS

Die nordamerikanische Studie schloss insgesamt 2885 Patienten, die europäische 3024 Patienten ein. Ein kleinerer Teil der Patienten hatte nur arteriosklerotische Plaques, ein weiterer Teil Stenosen zwischen 50 und 70% Lumeneinengung und die meisten Patienten eine Karotisstenose von über 70%. Die Patienten wurden randomisiert und entweder an der Karotis operiert und erhielten zusätzlich Azetylsalizylsäure oder wurden allein mit Azetylsalizylsäure behandelt. Bei allen Patienten wurde ein Management der Risikofaktoren durchgeführt.

Studienergebnisse

Relatives Risiko um bis zu 60% niedriger

Nur bei > 50% Stenose

Bezogen auf den Endpunkt Tod und Schlaganfall fand sich in der amerikanischen Studie (NASCET) bei Patienten mit über 70%igen Karotisstenosen eine relative Risikoreduktion von 56% und in der europäischen Studie (ECST) bei einem Stenosegrad von über 60% eine 50%ige Risikoreduktion. Dies schließt bereits Schlaganfälle als Komplikation der Operation ein. In der amerikanischen Studie fand sich noch ein marginaler Therapieeffekt, wenn Patienten mit einem Stenosegrad zwischen 50 und 69% operiert wurden. Patienten mit Stenosegraden, die unter dieser Zahl liegen, profitieren nicht von der Operation. Diese Ergebnisse sind al-

Tab. **40** Nutzen der Karotisoperation

Stenosegrad der A. carotis interna		RRR*
NASCET	> 70 %	- 56 %
NASCET	50 - 69 %	- 27 %
NASCET	< 49 %	- 1 %
ECST	> 60 %	- 50 %
ECST	< 60 %	keine

NASCET North American Symptomatic Carotid Endarterectomy Trial
ECST European Carotid Surgery Trial
RRR relative Risikoreduktion
* Tod und Schlaganfall

lerdings nur dann übertragbar, wenn die Operation mit einer geringen Komplikationsrate durchgeführt wird (Tab. **40**).

Empfehlung

Die Empfehlung lautet daher, dass Patienten mit TIA und leichtem Schlaganfall und einer über 70 %igen Stenose der A. carotis interna von einer Operation profitieren. Es muss allerdings vom Neurologen geklärt werden, ob die entsprechende klinische Symptomatik wirklich zur Karotisstenose passt. Patienten mit weniger als 50 %igen Stenosen profitieren nicht von der Operation. Der Nutzen der Operation besteht nur dann, wenn die Komplikationsrate bezüglich Mortalität und Morbidität unter 6 % liegt. Interessant war die Beobachtung, dass sowohl in der amerikanischen als auch in der europäischen Studie Männer signifikant von der Operation profitierten, währenddessen Frauen fast keinen Nutzen von der Operation hatten. Eine weitere Studie hat vor kurzem untersucht, ob es einen Einfluss hat, mit welcher Dosis von Azetylsalizylsäure Patienten unmittelbar nach der Operation behandelt werden. Dabei zeigte sich, dass niedrige Dosen von Azetylsalizylsäure (75 - 300 mg) besser wirksam waren als hohe Dosen (600 - 1300 mg) (Tab. **41**).

Kein Nutzen bei < 50 % Stenose

Nutzen nur bei < 6 % Komplikationen

Niedrige ASS-Dosis wirksamer

Tab. **41** Empfehlung

1. Patienten mit TIA oder leichtem Schlaganfall und einer > 70 %igen Stenose der A. carotis interna profitieren von der Karotisoperation ↑↑
2. Patienten mit < 50 %igen Stenose profitieren nicht von der Operation ↓↓
3. Der prophylaktische Nutzen verschwindet, wenn die Komplikationsrate über 6 % liegt ↑↑
4. Frauen profitieren von der Operation kaum ↓

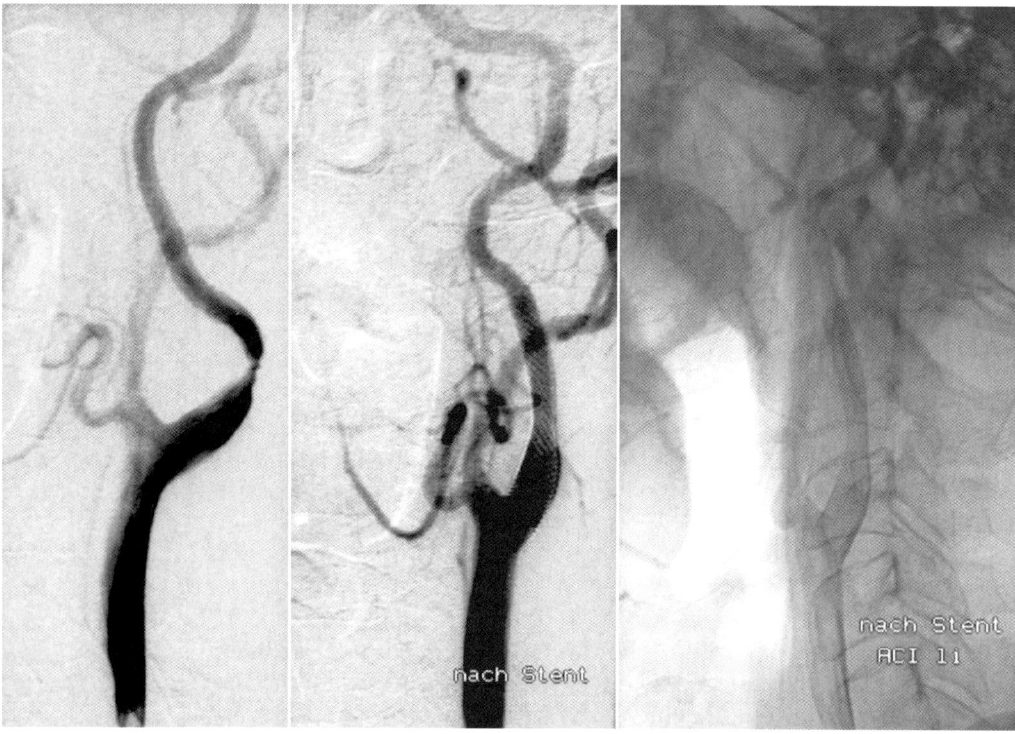

Abb. **37** Angiographische Darstellung einer hochgradigen Abgangsstenose der A. carotis interna (links). Rekonstruiertes Gefäßlumen nach Angioplastie und Applikation einer Gefässstütze (STENT), Mitte und rechts (Abb. von PD Dörfler).

Ballondilatation und Stenting von Stenosen hirnversorgender Arterien: Ähnlich wie in der Kardiologie haben die perkutanen Verfahren zur Behandlung von Stenosen hirnversorgender Arterien auch Einzug in die interventionelle Neuroradiologie gefunden. Die bisher durchgeführten Studien im Vergleich zur Carotisoperation zeigen eine etwas niedrigere prozedurale Komplikationsrate bei der Stentimplantation. Die Langzeitergebnisse sind allerdings bisher nicht bekannt. Daher sollte im Moment das Stenting von symptomatischen Carotisstenosen (Abb. **37**) nur im Rahmen randomisierter Studien erfolgen.

4.3 Kardiale Emboliequellen

4.3.1 Ursachen

Im Rahmen der Schlaganfalldiagnostik ist eine ausführliche kardiologische Abklärung unbedingt erforderlich. So ist eine kardiale Emboliequelle Ursache von bis zu 20% aller ischämischen Schlaganfälle. Es gelten hier als häufigste Ursachen **„nicht rheumatisches" Vorhofflimmern, ischämische Herzerkrankungen** und die **rheumatische Mitralstenose** mit und ohne Vorhofflimmern. Im Rahmen der Diagnostik ist die einfache transthorakale Echokardiographie nicht ausreichend, viel mehr sollte routinemäßig eine transösophageale Echokardiographie durchgeführt werden. Auch ist es in der Regel sinnvoll, diese Untersuchung mit Kontrastmittel durchzuführen, um einen Vorhofseptumdefekt bzw. ein offenes Foramen ovale auszuschließen, beides Voraussetzungen für eine paradoxe Embolie.

Kardiale Embolie Ursache für jeden 5. Schlaganfall

Kardiale Emboliequellen

Bei **intermittierendem Vorhofflimmern** ist das Embolierisiko ebenso erhöht wie bei Vorhofflimmern mit einem **stark vergrößerten Vorhof** oder auch in Verbindung mit einer Mitralstenose.

Weitere seltene Ursachen kardialer Emboliequellen sind (s. Tab. **42**):

1. **Mitralklappenprolaps:** Ein leichter Mitralklappenprolaps tritt in der Regel sehr häufig auf und hat nicht unbedingt ein erhöhtes Embolierisiko. Ist der Mitralklappenprolaps jedoch ausgeprägt mit zusätzlicher Mitralinsuffizienz, können vermehrt Vorhofrhythmusstörungen auftreten, die zu einer kardialen Emboliequelle führen.

   Gefahr Vorhofarrythmien!

2. **Kardiale Myxome,** die häufig im linken Vorhof lokalisiert sind, gehen mit einem erhöhten Embolierisiko einher. Dabei können sowohl kleine Myxomanteile als auch sich anlagernde Thromben embolisieren. Jedes Myxom sollte operativ entfernt werden, auch um das Schlaganfallrisiko zu minimieren.

   Operative Entfernung!

3. **Klappenendokarditis:** Bei der Klappenendokarditis kann es sowohl zu Embolien von Vegetationen als auch von sich anlagernden Thromben kommen. Engmaschige echokardiographische Kontrollen sind unbedingt erforderlich, um den frühest möglichen Termin zur Klappenoperation nicht zu verpassen und die Embolie zu minimieren.

   Enge echokardiographische Kontrollen!

Echokardiographie-Diagnostik!

4. **Vorhofseptumaneurysma:** Das Vorhofseptumaneurysma lässt sich in der Regel echokardiographisch diagnostizieren. Mithilfe eines speziellen Kontrastmittels kann dann auch ein Vorhofseptumdefekt verifiziert werden. Ebenso wie beim offenen Foramen ovale können so gekreuzte Embolien aus dem rechten Vorhof zu einem Schlaganfall führen.

Dauerantikoagulation!

5. Bei der **dilatativen Kardiomyopathie** bzw. hochgradig eingeschränkten linksventrikulären Pumpfunktion nach Herzinfarkt mit und ohne Aneurysma ist die Gefahr von Thrombenbildungen im linken Ventrikel deutlich erhöht. Auch diese Patienten haben ein erhöhtes Embolierisiko und bedürfen daher einer Dauerantikoagulationstherapie.

Ausreichend antikoagulieren!

6. **Künstliche Herzklappen** sind natürlich prädestiniert zur Anlagerung kleiner Thromben. Gerade bei nicht ausreichender Antikoagulation haben Patienten mit künstlichen Herzklappen ein deutlich erhöhtes Embolie- und leider auch Schlaganfallrisiko (Tab. **42**).

Tab. **42** Ursachen kardialer Emboliequellen

Bei bis zu 20% aller ischämischen Schlaganfälle liegt eine kardiale Emboliequelle zugrunde.

Als häufigste Ursache gelten:

- „nicht rheumatisches" Vorhofflimmern
- ischämische Herzerkrenkungen
- rheumatische Mitralstenose (mit/ohne AF)

Weitere seltene Ursachen:

- Mitralklappenprolaps
- kardiale Myxome
- Klappenendokarditis
- Vorhofseptumaneurysma
- dilatative Kardiomyopathie/Herzinsuffizienz
- künstliche Herzklappen

Atherosklerotische Plaques im Aortenbogen

40% der Schlaganfälle ätiologisch ungeklärt

Trotz ausführlicher Diagnostik bleiben bis zu 40% aller Schlaganfälle ätiologisch ungeklärt. Es ist durchaus möglich, dass ischämische Schlaganfälle auch durch Embolien aus dem Bereich des Aortenbogens verursacht werden. Ulzerierte atherosklerotische Plaques im Aortenbogen (proximal des linken Subclavia-Abgangs) und der Aorta ascendens zei-

Tab. **43** Atherosklerotische Plaques im Aortenbogen

1. Die Atherosklerose des Aortenbogens stellt einen Risikofaktor für einen ischämischen Schlaganfall dar.
2. Bei ungeklärter Ätiologie des Schlaganfalls findet sich eine bis zu 60%ige Prävalenz von atherosklerotischen Plaques im Aortenbogen. (Bogen > Ascends; Konkavität > Konvexität)
3. Für diese Patientengruppe kann die Atherosklerose des Aortenbogens als einziger und unabhängiger Risikofaktor für (rezidivierenden) Schlaganfall gelten.
4. Die Ausprägung und Dicke der atherosklerotischen Plaques gilt bei Insultpatienten als ein von anderen Risikomarkern unabhängiger Prädiktor für künftige zerebrovaskuläre embolische und allgemein/vaskuläre Ereignisse.

gen mit steigendem Lebensalter eine zunehmende Inzidenz: Sektionsuntersuchungen konnten nachweisen, dass über 60-jährige Patienten nach ischämischem Schlaganfall bis zu 60% arteriosklerotische Plaques im Aortenbogen haben. Mit steigendem Lebensalter nehmen arteriosklerotische Plaques in diesem Bereich zu und sind somit natürlich eine weitere Emboliequelle (Tab. **43**).

Mit Alter vermehrt Atherosklerose des Aortenbogens

PFO und Schlaganfallrisiko

Bisher wurde ein offenes Foramen ovale bei Patienten mit kryptogenem Schlaganfall als mögliche Schlaganfallursache betrachtet und durch Antikoagulation, Schirmchenimplantation oder Operation behandelt. Neuere Studien zeigen aber, dass für diese Patienten eine Sekundärprävention mit ASS ausreichend ist. Nur Patienten mit einem Septumaneursyma haben ein erhöhtes Schlaganfallrisiko und müssen differenzierter behandelt werden.

ASS bei PFO; differenzierte Behandlung bei Septumaneurysma

Atherosklerose des Aortenbogens als Risikofaktor

Kann bei Schlaganfallpatienten eine sichere Emboliequelle nicht sicher identifiziert werden, muss als Ursprungsort für ein Blutgerinnsel auch an arteriosklerotische Plaques im Aortenbogen gedacht werden. Entsprechende Veränderungen lassen sich in der Regel gut **duplexsonographisch** nachweisen, gegebenenfalls auch mithilfe der **transösophagealen Echokardiographie.** Bei Patienten mit ausgeprägten Plaques im Aortenbogen ist auch bei einer Herzkatheteruntersuchung ein erhöhtes Embolierisiko gegeben, da kleine Thromben eventuell mechanisch durch die Kathetermanipulation gelöst werden können.

Duplexsonographie; ggf. transösophageales EKG

Risiko bei kardialer Emboliequelle

Patienten mit eindeutiger kardialer Emboliequelle, die bereits eine TIA oder einen Schlaganfall erlitten haben, sind besonders gefährdet, einen erneuten Schlaganfall zu erleiden.

EAFT-Studie

European Atrial Fibrillation Trial

Die europäische Vorhofflimmer-Studie (EAFT) schloss insgesamt 728 Patienten ein, die eine TIA oder einen leichten Schlaganfall erlitten hatten und eine kardiale Emboliequelle aufwiesen. 439 Patienten konnten in den Studienarm aufgenommen werden, in dem eine Antikoagulation mit Plazebo verglichen wurde. Bei den übrigen Patienten bestanden Kontraindikationen gegen eine Antikoagulation, und sie wurden mit 300 mg Azetylsalizylsäure behandelt.

Studienergebnisse

Antikoagulation vs. Plazebo: RRR = – 66%; ASS 300 mg vs. Plazebo: RRR = – 15%

Patienten, die mit einer internationalen normalisierten Ratio (INR) von 3 – 4,5 behandelt wurden, hatten eine relative Risikoreduktion bezüglich weiterer Schlaganfälle von 66%. Dieser Unterschied war hochsignifikant. Für die Azetylsalizylsäure ergab sich eine 15%ige Reduktion, dieser Unterschied war gerade eben noch signifikant.

Empfehlung

Keine Antikoagulation ohne kardiale Emboliequelle

Daraus ergibt sich, dass Patienten, die eine TIA oder einen leichten Schlaganfall erlitten haben und eine kardiale Emboliequelle aufweisen, antikoaguliert werden sollten. Bei Patienten mit schweren Schlaganfällen und großen Substanzdefekten besteht ein erhöhtes Blutungsrisiko, diese Patienten sollten nicht antikoaguliert werden. Eine sorgfältige Analyse der EAFT-Studie zeigte, dass das beste Verhältnis zwischen Risiko (zerebrale Blutung) und Nutzen (erneuter ischämischer Insult) bei einer INR von 3 besteht.

Eine weitere große holländische Studie (SPIRIT) zeigte, dass bei Patienten ohne kardiale Emboliequelle eine Antikoagulation mit einem INR von 3 – 4,5 ein 8fach erhöhtes Blutungsrisiko aufweist als eine Behandlung mit 300 mg Azetylsalizylsäure. Ob dies auch für eine Antikoagulation mit INR-Werten zwischen 2 und 3 gilt, wird derzeit untersucht (Tab. **44**).

Tab. **44** Empfehlung

1. In der Sekundärprävention sollten Patienten mit kardialer Emboliequelle und TIA oder leichtem Schlaganfall antikoaguliert werden ↑↑
2. Das beste Verhältnis zwischen Risiko und Nutzen besteht bei einer INR von 3 ↑
3. Patienten ohne kardiale Emboliequelle profitieren nicht von einer Antikoagulation (WARSS) ↓↓

4.4 Vaskuläre Risikofaktoren

4.4.1 Stellenwert und Behandlung vaskulärer Risikofaktoren (Schlaganfall)

Man muss rein theoretisch unterstellen, dass die Behandlung von Risikofaktoren, nachdem bereits eine transiente ischämische Attacke oder ein Schlaganfall eingetreten ist, noch viel wichtiger ist als die Behandlung von Risikofaktoren in der Primärprävention.

Studien

Kaum prospektive Studien

Traurig ist aber festzustellen, dass es zu dieser Fragestellung fast keine prospektiven Studien gibt. Dies ist schwer zu verstehen, da es sich hier um Patientengruppen mit besonders hohem Risiko handelt, so dass Studien in dieser Population mit geringeren Fallzahlen als in der Primärprävention durchgeführt werden können.

Metaanalyse der INDANA Collaboration

Metaanalyse

Schlaganfall – 28 %
MI – 12 % (n.s.)
Letalität – 14 % (n.s.)

Die INDANA Collaboration hat eine Metaanalyse der bisher verfügbaren 9 Studien zusammengestellt, bei denen insgesamt 6752 Patienten nach einer TIA oder einem Schlaganfall entweder mit Antihypertensiva oder Plazebo behandelt wurden. Es ergab sich hier eine relative Risikoreduktion für den Endpunkt Schlaganfall von 28 %. Dieser Unterschied war signifikant. Interessant ist die Beobachtung, dass die Risikoreduktion bei der Primärprävention mit – 42 % deutlich höher liegt. Durch eine konsequente antihypertensive Therapie nach einem erlittenen Schlaganfall konnte allerdings keine Reduktion von Myokardinfarkten und keine signifikante Reduktion der Letalität erreicht werden.

Die PROGRESS-Studie

ACE-Hemmer + Diuretikum: weniger Schlaganfälle + vaskuläre Ereignisse

Auch normotone Patienten

In dieser Studie wurden 6105 Patienten entweder mit dem ACE-Hemmer Perindopril oder Plazebo (Beginn ca. 2 Monate) nach einem Schlaganfall oder einer TIA behandelt. In der aktiven Therapiegruppe konnte nach der Entscheidung des behandelnden Arztes zu Perindopril das Diuretikum Indapamid zugefügt werden. Der primäre Endpunkt der Studie war die Rate jeglicher zerebrovaskulärer Ereignisse. Nach einer vierjährigen Beobachtungszeit fand sich unter der blutdrucksenkenden Behandlung eine Reduktion des Blutdrucks um 9/4 mm Hg. Die absolute Risikoreduktion einen Schlaganfall zu erleiden betrug 4% (10 vs. 14%), was sich in einer signifikanten relativen Risikoreduktion von 28% ausdrückte. Auch die Rate vaskulärer Ereignisse konnte um 26% gesenkt werden. Interessanterweise profitierten hypertensive und nichthypertensive Patienten gleichermaßen von der Behandlung. Die Kombination von ACE-Hemmer und Diuretikum reduzierte den Blutdruck um 12/5 mm Hg und die Schlaganfallrate um 43%. Perindopril allein war allerdings nicht wirksam. Aus dieser Studie kann abgeleitet werden, dass alle Patienten nach einem zerebrovaskulären Ereignis (auch bei Normotonie) von der Gabe von Perindopril in Kombination mit dem Diuretikum Indapamid profitieren. Ob dieser therapeutische Effekt substanz- oder klassenspezifisch ist, ist noch nicht bekannt (Abb. **38, 39**).

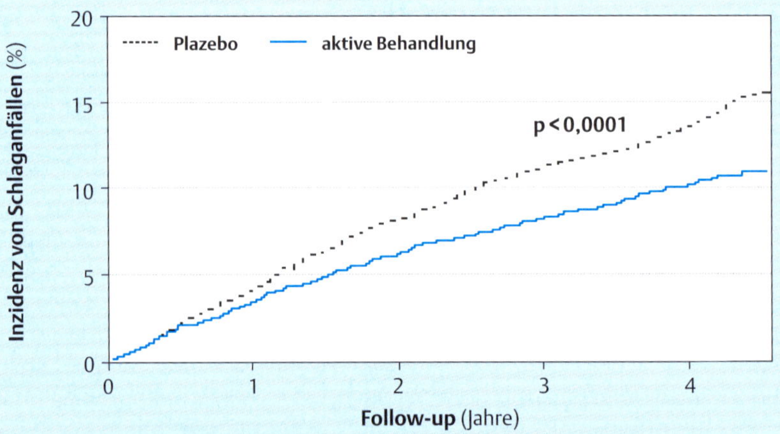

Quelle: PROGRESS Collaborative Group, Lancet 2001

Abb. **38** Kumulative Inzidenz von Schlaganfällen in der PROGRESS-Studie. Die aktive Behandlung bestand in der Kombination von Perindopril plus Indapamid oder Perindopril allein. Quelle: PROGRESS Collaborative Group.

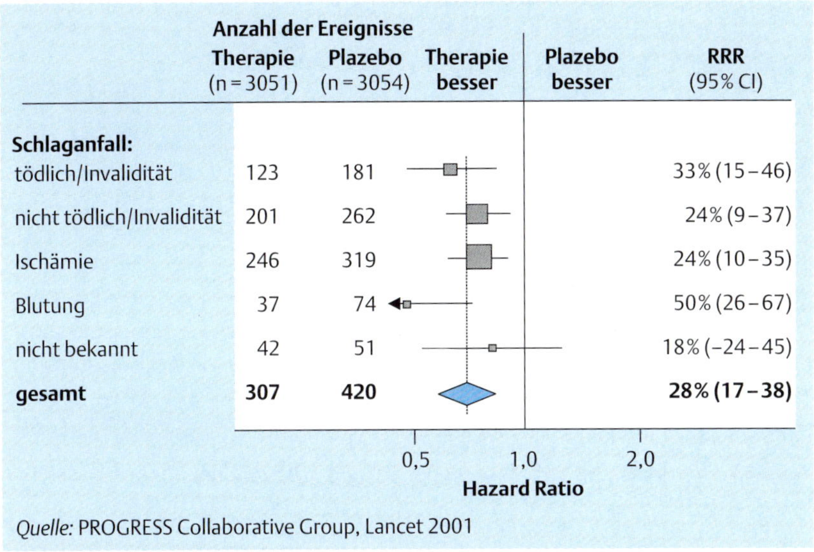

Abb. **39** In der PROGRESS-Studie wurden alle Schlaganfallätiologien durch die aktive Therapie reduziert. Der höchste Nutzen fand sich für die Verhütung zerebraler Blutungen.

Die Heart Protection Studie

Risikoreduktion durch Statine

Bei der MRC-Heart-Protection Study wurden insgesamt 20 536 Personen mit hohem Risiko für eine koronare Herzerkrankung und Cholesterinwerten über 135 mg/dl eingeschlossen. Es wurden 40 mg Simvastatin mit Plazebo verglichen. Unter Verum kam es zu einer relativen Risikoreduktion bezüglich Schlaganfällen von 27%. Diese Risikoreduktion war unabhängig vom Alter der untersuchten Personen, vom Geschlecht und vom Cholesterinspiegel bei Beginn der Behandlung.

Differenzierung der geeigneten Sekundärprävention

Zusammengefasst zeigen die hier dargestellten Ergebnisse, wie wichtig es ist, die Pathophysiologie einer zerebralen Durchblutungsstörung zu klären und gemessen an der Pathophysiologie das richtige Konzept für eine Sekundärprävention zu entwickeln. So beträgt die relative Risikoreduktion bei Patienten nach TIA oder ischämischem Insult, die mit Azetylsalizylsäure allein behandelt werden 18% und für die Kombination von ASS und Dipyridamol 38%. Für Patienten mit einer über 70%igen Stenose der A. carotis interna, die erfolgreich operiert werden, beträgt die relative Risikoreduktion 56% und bei Patienten, die bei einer bestehenden kar-

Essenziell: Ursache für Ischämie klären

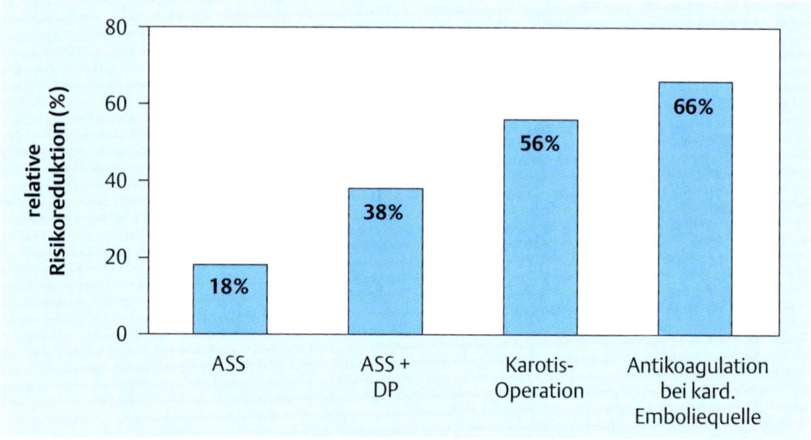

Abb. **40** Vergleich der Verfahren in der Sekundärprävention.

dialen Emboliequelle antikoaguliert werden, sogar 66%. Hier stehen auch diagnostischer Aufwand (Ultraschall der hirnversorgenden Gefäße, ggf. transösophageale Echokardiographie) und die daraus resultierende Prophylaxe in einem vernünftigen Kosten-Nutzen-Verhältnis (Abb. **40**).

4.4.2 Stellenwert und Therapie vaskulärer Risikofaktoren

Cholesterinsenkung

Im Rahmen der Behandlung der koronaren Herzkrankheit konnten verschiedene Studien den Nutzen bestimmter Therapien nachweisen. So ist bewiesen, dass eine **Cholesterinsenkung** bei Patienten mit koronarer Herzkrankheit zu einer geringeren Progression der koronaren Herzkrankheit wie auch zu einer erhöhten Regression vorbestehender Läsionen führt. Auch führt die Cholesterinsenkung zur Reduktion kardialer Ereignisse wie Koronarmortalität und schließlich auch zu einer reduzierten Gesamtmortalität.

Nikotinabstinenz

Natürlich profitieren Koronarpatienten von einer **Nikotinabstinenz,** nicht nur im Sinne einer verzögerten Progression, sondern auch im Sinne einer verbesserten Endothelfunktion.

ASS und β-Blocker

Die Einnahme von **Azetylsalizylsäure** und **Betablockern** führt ebenfalls zu einer gesicherten Prognoseverbesserung von Koronarpatienten.

HI: ACE-Hemmer

Patienten nach Herzinfarkt sollten auch **ACE-Hemmer** erhalten. Der Nutzen dieser Therapie wurde in zahlreichen Studien nachgewiesen. Die HOPE-Studie zeigte ferner, dass Hochrisikopatienten mit Anzeichen

Tab. **45** Therapie koronarer KHK-Risikofaktoren

1. Cholesterinsenkung	↑↑
2. Nikotinabstinenz	↑↑
3. ASS	↑↑
4. β-Blocker	↑↑
5. ACE-Hemmer (bei Herzinsuffizienz)	↑↑
Management weiterer Faktoren:	
Diabetes mellitus	
arterielle Hypertonie	
Gewichtsreduktion	

von Gefäßerkrankungen oder Diabetes ohne nennenswerte linksventrikuläre Dysfunktion auch von ACE-Hemmern profitieren. In dieser Studie wurde eine Reduktion für Tod, Myokardinfarkt und Schlaganfall unter ACE-Hemmern im Vergleich zu Plazebo beobachtet.

Auch ist es unbedingt erforderlich, dass bei Koronarpatienten der Diabetes mellitus gut eingestellt ist, dass der Hochdruck entsprechend wirksam behandelt wird und dass bei adipösen Patienten eine **Gewichtsnormalisierung** angestrebt wird (Tab. **45**).

D. mellitus, Hypertonie, Gewicht

Hypercholesterinämie

Aufgrund der eindrucksvollen Studienlage gehört die Behandlung des Risikofaktors Hypercholesterinämie bei Patienten nach Myokardinfarkt zur absoluten Basistherapie. Während vor einigen Jahren nur Koronarpatienten mit deutlich erhöhtem Cholesterinspiegel eine medikamentöse cholesterinsenkende Therapie erhielten, weisen die zahlreichen Sekundärpräventionsstudien mit Statinen nach, dass auch Patienten mit nur leicht erhöhten Cholesterinwerten nach Myokardinfarkt oder Hochrisikopatienten mit normalem oder niedrigem LDL-Cholesterin von einer Cholesterinsenkung mit Statinen profitieren.

Cholesterinsenkung = Basistherapie

CSE-Hemmer (Statine)

In die Anglo-Skandinavische Cardiac Outcomes Studie (ASCOT) wurden insgesamt 10305 Patienten mit einer behandelten Hypertonie und mindestens drei weiteren kardiovaskulären Risikofaktoren mit einem Gesamtcholesterin von < 250 mg/dl im Alter zwischen 40 und 79 Jahren eingeschlossen. Die Patienten wurden randomisiert entweder mit Atorvastatin 10 mg oder Plazebo behandelt. Die Studie, die auf eine Gesamtdauer von 5 Jahren angelegt war, wurde vom Endpunkt- und Sicherheitskomitee wegen eines deutlichen Wirkungsunterschiedes zwischen den beiden Therapiegruppen nach 3 Jahren vorzeitig abgebrochen. Es ergab sich dabei eine 36%ige Risikoreduktion zugunsten von Atorvastatin für den primären Endpunkt der Studie nichttödlicher Herzinfarkt und tödlicher KHK. In absoluten Zahlen kam es zu 154 solchen Ereignissen unter Plazebo und nur 100 unter Atorvastatin. Auch für den Endpunkt nichttödlicher und tödlicher Schlaganfall ergab sich eine signifikante Risikoreduktion von 27% zugunsten von Atorvastatin, die absoluten Ereignisse betrugen 89 unter Atorvastatin und 121 unter Plazebo. Diese Studie ist bemerkenswert, weil sich die beiden Endpunktkurven bereits nach 1 Jahr deutlich auseinander entwickelten und weil diese deutliche Risikoreduktion mit einer relativ niedrigen Dosis von Atorvastatin erreicht werden konnte (Abb. **41, 42**).

Statine am effizientesten

Zur medikamentösen Cholesterinsenkung sind die CSE-Hemmer (auch HMGCoA-Reduktaseinhibitoren bzw. Statine genannt) derzeit die effektivsten cholesterinsenkenden Medikamente, obgleich die einzelnen Substanzen unterschiedliche cholesterinsenkende Wirkungen haben. Atorvastatin ist das gegenwärtig zugelassene Statin mit der potentesten LDL-Cholesterinsenkung. Wegen erhöhter Nebenwirkungen ist Cerivastatin nicht mehr zugelassen (Tab. **46**).

Die 4 S-Studie war die erste große Untersuchung, die die Wirksamkeit einer Sekundärprävention mit einem Statin bewiesen hat, wobei es unter der Einnahme von Simvastatin bei Koronarpatienten sowohl zu einer signifikanten Senkung der Koronarmortalität als auch der Gesamtmortalität kam.

Die CARE- und LIPID-Studien zeigten, dass Koronarpatienten auch mit nur leicht erhöhtem Cholesterinwert von einer weiteren medikamentösen Cholesterinsenkung (hier mit Pravastatin) profitieren und eine geringere Koronarmortalität haben.

Die kürzlich publizierte Heart-Protection-Studie (HPS) bewies bei Patienten mit hohem Risiko für eine koronare Herzkrankheit aber mit

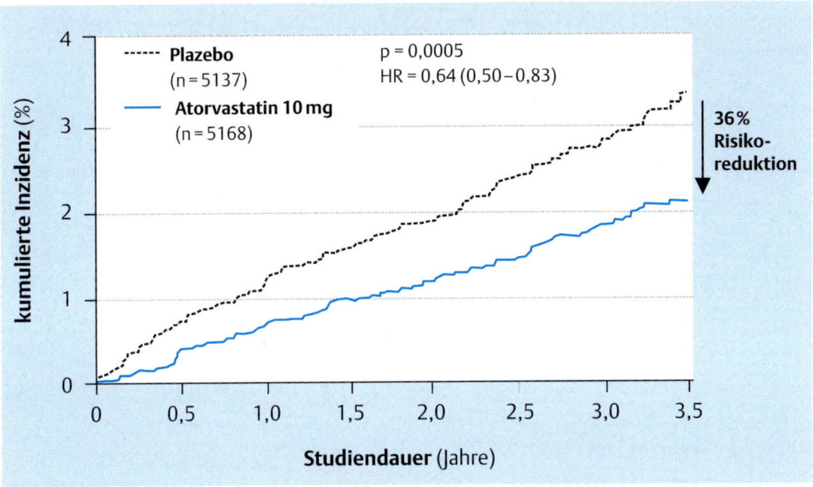

Abb. **41** ASCOT: Kumulierte Inzidenz des primären Endpunktes (nichttödlicher Herzinfarkt und tödliche KHK) über 3,3 Jahre. Atorvastatin 100 Ereignisse, Plazebo 154 Ereignisse.

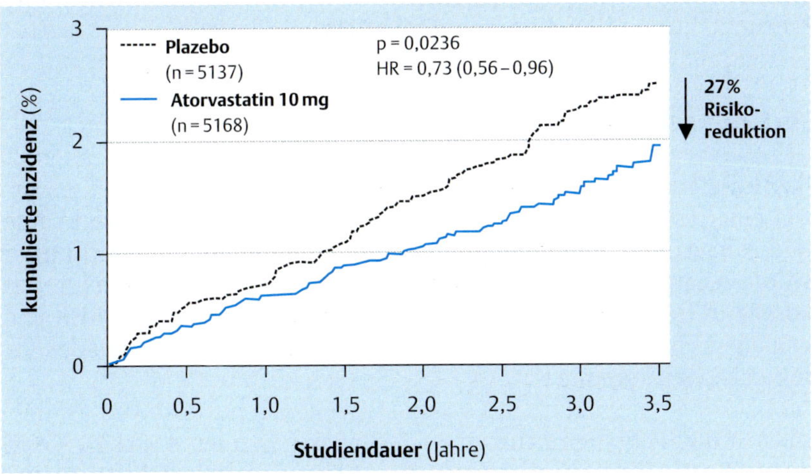

Abb. **42** ASCOT: Kumulierte Inzidenz des sekundären Endpunktes nichttödlicher und tödlicher Schlaganfälle über 3,3 Jahre. Atorvastatin 89 Ereignisse, Plazebo 121 Ereignisse.

einem relativ niedrigen LDL-Cholesterin < 135 mg/dl eine signifikante Reduktion kardialer Ereignisse, der Koronar- und Gesamtmortalität unter einer höherdosierten Statintherapie (Simvastatin 40 mg/d).

Tab. **46** Vergleich der Wirksamkeit der im Handel befindlichen Statine auf Fette und Lipprotein bei Patienten ohne Hypertriglyceridämie

Präparate					**Änderung der Lipide und Lipoproteinfraktionen**			
Atorvastatin	Simvastatin	Lovastatin	Pravasin	Fluvastatin	Gesamt	LDL	HDL	Triglyceride
	10 mg	20 mg	20 mg	40 mg	- 22 %	- 27 %	4 - 8 %	- 10 - 15 %
10 mg	20 mg	40 mg	40 mg	80 mg	- 27 %	- 34 %	4 - 8 %	- 10 - 20 %
20 mg	40 mg	80 mg			- 32 %	- 41 %	4 - 8 %	- 15 - 25 %
40 mg	80 mg				- 37 %	- 48 %	4 - 8 %	-20 - 30 %
80 mg					- 42 %	- 55 %	4 - 8 %	- 25 - 35 %

Quelle: Maron DJ et al. Current Perspectives on Statins. Circulation, 18 January 2000

In der MIRACL-Studie wurde bei Patienten mit akutem Koronarsyndrom unmittelbar nach Klinikaufnahme eine Therapie mit Atorvastatin 80 mg/d begonnen. Schon nach 8 Monaten zeigte sich eine Reduktion des kombinierten Endpunktes aus Koronarmortalität, Reinfarkt, Mortalität und erneuter Hospitalisationen (Tab. **47**, Abb. **43**).

Studienergebnisse

Cholesterinsenkung = Benefit für Koronarpatienten ↑↑

Kaum ein Therapieprinzip wurde so ausführlich untersucht wie der Nutzen einer Cholesterinsenkung bei Patienten mit Hypercholesterinämie und koronarer Herzkrankheit. In angiographischen Untersuchungen wurde nachgewiesen, dass eine Cholesterinsenkung bei Patienten mit koronarer Herzkrankheit zu einer verzögerten Progression der KHK und in einigen Fällen sogar zu einer erhöhten Regression vorbestehender Koronarläsionen kommt.

38,153 Patienten in 4 S, LIPID, CARE, HPS

Über 38 000 Patienten nahmen an den großen Studien 4 S, LIPID, CARE und HPS teil, wobei bei allen Studien eine signifikante Reduktion der koronaren Mortalität nachgewiesen wurde.

4 S-Studie

Die Scandinavian-Simvastatin-Survival-Study (4 S-Studie) untersuchte an 4444 Patienten mit koronarer Herzerkrankung die Auswirkung einer langfristigen Cholesterinsenkung mit Simvastatin auf Mortalität und Morbidität. Diese Untersuchung war randomisiert, doppelblind und pla-

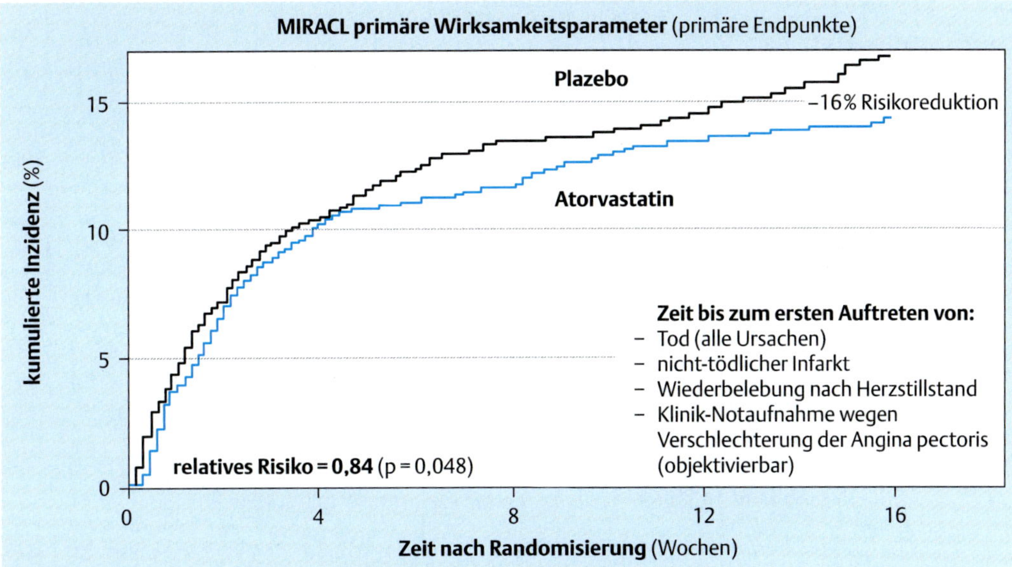

Abb. **43** MIRACL: Primäre Wirksamkeitsparameter (primäre Endpunkte).

Tab. **47** Daten zu Endpunktstudien

Studie	Präparat	Gesamt-LDL (mg/dl)	LDL-Reduktion (%)	relativer Rückgang Sterblichkeit (%)	relative Reduktion koronarer Ereignisse (%)	relative Reduktion durchgeführter PTCA (%)
Sekundärpräventionsstudien						
4-S	Simvastatin 20–40 mg/d	186	35	30 (p < 0,0003)	34 (p < 0,00001)	37 (p < 0,00001)
CARE	Pravastatin 40 mg/d	139	32	9 (p = NS)	24 (p = 0,003)	27 (p < 0,001)
LIPID	Pravastatin 40 mg/d	150	25	22 (p < 0,0001)	24 (p < 0,0001)	19 (p = 0,024)
HPS	Simvastatin 40 mg/d	131	30	12 (p < 0,001)	27*	–
Primärpräventionsstudien						
WOSCOPS	Pravastatin 40 mg/d	192	26	22 (p < 0,051)	31 (p < 0,001)	37 (p = 0,009)
AFCAPS/TexCAPS	Lovastatin 20–40 mg/d	150	25	0 (p = NS)	37 (p < 0,001)	33 (p = 0,001)
ASCOT	Atorvastatin 10 mg/d	131	31	–	36	–

* Nichttödlicher Infarkt plus tödliche KHK
Quelle: Maron DJ et al. Current Perspectives on Statins. Circulation, 18 January 2000

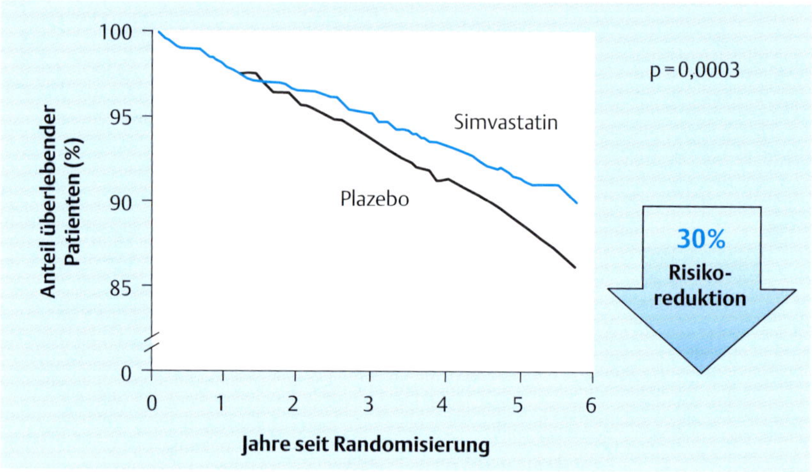

Abb. **44** Cholesterinsenkung und Gesamtmortalität (Quelle: 4 S).

zebokontrolliert, wobei die Patienten im Mittel über 5,4 Jahre mit einem Minimum von 3 Jahren verfolgt wurden. Es handelte sich um Patienten im Alter von 35 – 69 Jahre mit Angina pectoris oder Vorgeschichte eines Myokardinfarktes und Serum-Cholesterin-Konzentrationen von 5,5 – 8,0 mmol/l nach 8-wöchiger Diät. Die Patienten erhielten initial 20 mg Simvastatin oder Plazebo, nach 6 und 18 Wochen war eine Dosisanpassung auf 40 mg möglich, um Zielwerte von 3,0 – 5,2 mmol/l Gesamtcholesterin zu erreichen. Die Patienten erhielten zusätzlich eine diätetische Anleitung 8 Wochen vor dem Randomisierungsverfahren. Nach einem Follow-up von im Mittel 5,4 Jahren veränderten sich unter der Statin-Therapie die Lipidwerte wie folgt:

- 30 % Risiko durch Statin und Diät

Gesamtcholesterin minus 25 %, LDL-Cholesterin minus 35 %, HDL-Cholesterin plus 8 %.

Dies führte zu einer 30 %igen relativen Risikoverminderung der Gesamtmortalität (p = 0,0003). Schon eine 2-jährige Behandlung mit Simvastatin führte zu einer Öffnung der Schere beider Behandlungsarme (Abb. **44**).

Reduktion der KHK-Mortalität

- 42 % koronare Todesfälle

Die eindrucksvolle relative Risikoreduktion von 30 % war hauptsächlich auf einen Rückgang des Risikos für einen koronaren Herztod um 42 % zurückzuführen. Nach 5,4 Jahren kam es in der Plazebogruppe zu 189 Koro-

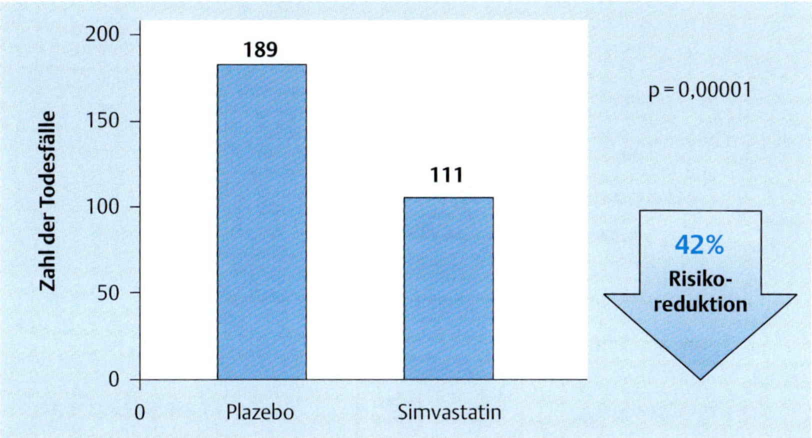

Abb. **45** Cholesterinsenkung und KHK-Mortalität (Quelle: 4 S).

nartodesfällen, während dessen in der Statingruppe nur 111 koronare Todesfälle auftraten (p = 0,00 001) (Abb. **45**).

Reduktion der Notwendigkeit einer Revaskularisation

– 37 % Revaskularisierungen

Die Statintherapie reduzierte das Risiko für eine erforderliche koronare Revaskularisation um 37 %. Weisen Kritiker des cholesterinsenkenden Behandlungskonzepts immer wieder auf die hohen Therapiekosten hin, zeigt gerade die reduzierte Notwendigkeit von PTCA und Bypassoperationen, dass eine wirksame Cholesterinsenkung bei Hochrisikopatienten doch auch zu einer enormen Kosteneinsparung führen kann.

Heart-Protection-Studie

Die bereits o. g. Heart-Protection-Studie untersuchte den Einfluss von 40 mg/d Simvastatin in einer randomisierten, plazebokontrollierten Studie bei 20 536 Patienten mit einem Hochrisikoprofil für ein koronares Ereignis und einem LDL-Cholesterin < 135 mg/dl. 33 % der untersuchten Patienten hatten sogar ein LDL-Cholesterin < 116 mg/dl (3 mmol/l). Fast 6000 Patienten waren älter als 70 Jahre und über 5000 Patienten waren Frauen. Fast 6000 Patienten waren Diabetiker. Von diesen wies wiederum etwa die Hälfte keine Zeichen einer koronaren Herzkrankheit oder einer vaskulären Erkrankung auf. Bei einer LDL-Reduktion um 37 % lag die Gesamtmortalität in der Statingruppe um 12 %, und die vaskulär bedingte Mortalität um 17 % niedriger. Auch die klinischen koronaren Ereignisse konnten signifikant um 24 % reduziert werden (Abb. **46**, Tab. **48**).

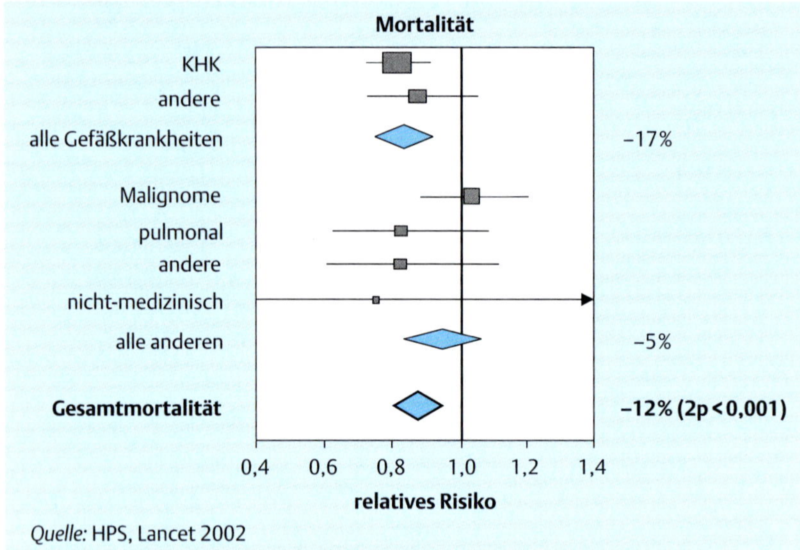

Abb. **46** Heart-Protection-Studie: Simvastatin und Reduktion der Mortalität.

Tab. **48** Heart-Protection-Studie – Klinische Ergebnisse

	Simvastatin	Plazebo
KHK	914	1234
Schlaganfall	456	613
Revaskularisation	926	1185
	2042	*2606*
	19,9%	25,4%
Risikoreduktion → −24%		

Die Reduktion der klinischen Ereignisse zeigte sich auch bei Patienten mit niedrigen LDL-Cholesterin Ausgangswerten < 3 mmol/l (Abb. **47**).

Möglicherweise hängt das Auftreten klinischer Ereignisse auch vom erreichten Cholesterinwert ab (Abb. **48**). Patienten mit einem LDL-Cholesterinausgangswert > 3,5 mmol/l haben nach 40 mg/die Simvastatin-Behandlung eine vergleichbare Ereignisrate, wie Patienten mit einem LDL-Ausgangswert < 3 mmol/l vor Therapie. Es ist also denkbar, dass durch eine besonders starke Cholesterinsenkung eine ausgeprägte Reduktion der Koronarmortalität erzielt wird. Die TNT (Treatment to New Tar-

Baseline	**Simvastatin** (10269)	**Plazebo** (10267)
LDL (mmol/l)		
< 3,0	17,6%	22,2%
≥ 3,0 < 3,5	19,0%	25,7%
≥ 3,5	22,0%	27,2%
alle Patienten*	19,9%	25,4%

Risiko (95 % Vertrauensintervall)

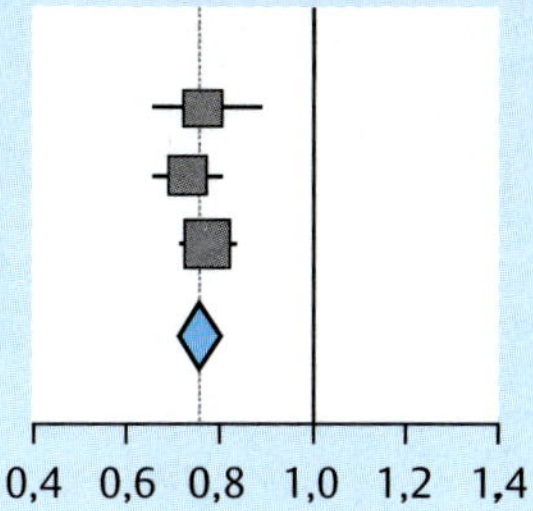

* 24% Risikoreduktion (2P < 0,00001)

Quelle: Heart Protection Study Collaborative Group. Lancet 2002; 360: 22 – 33

Abb. **47** HPS: Schwere vaskuläre Ereignisse in Bezug auf LDL-Ausgangswert.

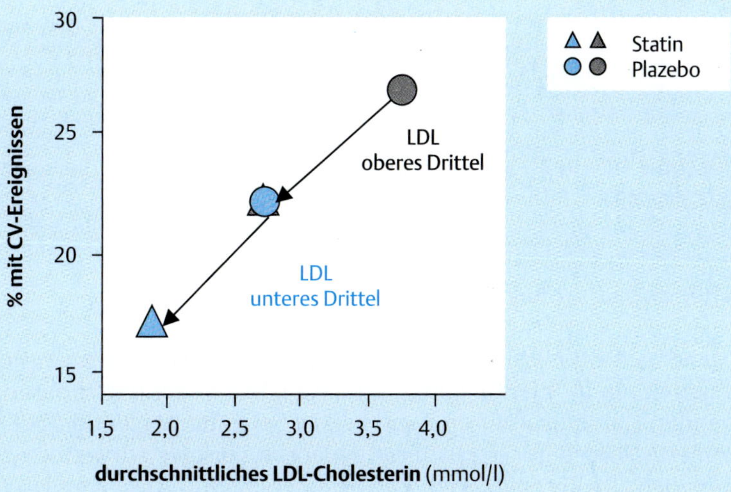

Quelle: Heart Protection Study Collaborative Group. Lancet 2002; 360: 22 – 33

Abb. **48** HPS: Schwere vaskuläre Ereignisse in Bezug auf LDL-Ausgangswert.

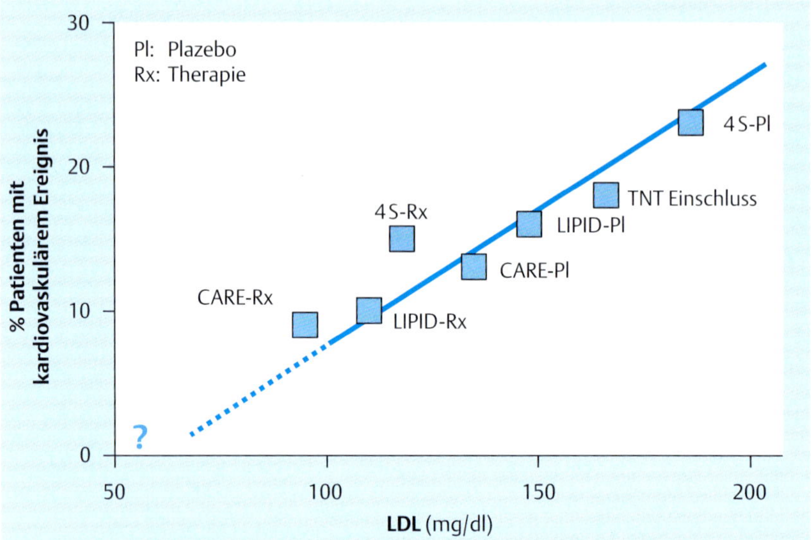

Quelle: Kastelein JJP. Atherosclerosis 1999; 143: S17 – S21

Abb. **49** Endpunktstudien.

gets)-Studie wie auch andere Studien untersuchen derzeit diese Hypothese (Abb. **49**).

Empfehlungen zur Sekundärprävention

Benefit unabhängig vom Cholesterinspiegel

Während es für die Primärprävention unbedingt erforderlich ist, Hochrisikopatienten zu identifizieren, die besonders von einer cholesterinsenkenden Therapie profitieren, gilt bei der Sekundärprävention generell ein anderes Vorgehen: Hier kann vereinfachend festgestellt werden, dass letztendlich alle Koronarpatienten von einer cholesterinsenkenden Therapie mit Statinen profitieren, auch wenn ihr Ausgangscholesterinwert normal oder nur gering erhöht ist.

Risikoreduktion bei Männern und Frauen

Männer und Frauen

Subgruppenanalysen der Studien 4 S und HPS konnten demonstrieren, dass Frauen mit koronarer Herzerkrankung genauso gut von einer Cholesterinsenkung mit Statinen profitieren wie Männer. Die Reduktion schwer wiegender koronarer Ereignisse lag bei Männern wie bei Frauen im gleichen Bereich.

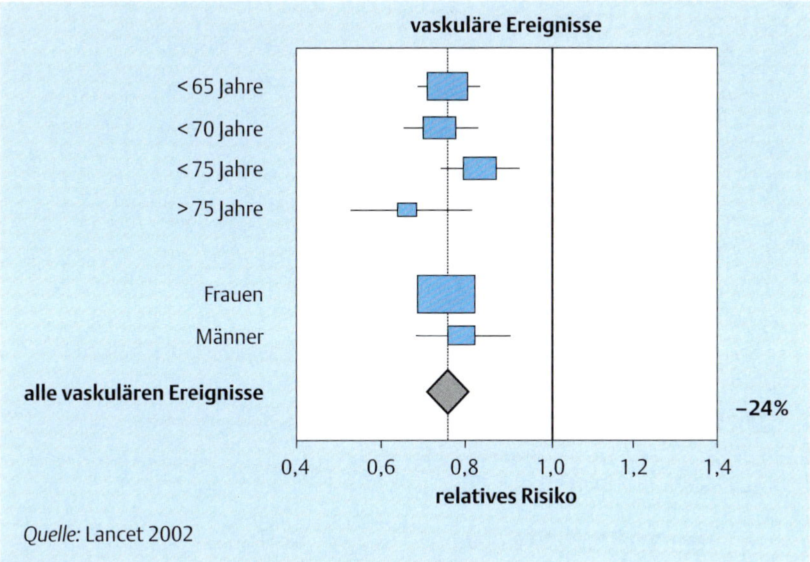

Abb. **50** Simvastatin: Risikoreduktion schwerwiegender vaskulärer Ereignisse in Bezug auf Alter/Geschlecht.

Risikoreduktion bei Patienten ± 65 Jahre

Auch Ältere profitieren

Auch ältere Patienten mit koronarer Herzerkrankung profitieren von einer effektiven cholesterinsenkenden Therapie. Wiederum zeigten die Ergebnisse der 4 S-Studie, dass die Reduktion schwer wiegender koronarer Ereignisse bei Patienten unter und über 65 Jahre gleich war. In beiden Gruppen kam es zu einer 34%igen Reduktion von einem oder mehreren schweren koronaren Ereignissen. Ähnliche Ergebnisse konnten bei Frauen über 60 Jahren beobachtet werden.

Die Ergebnisse der HPS-Studie belegen diesen günstigen Effekt der Statintherapie bei Älteren. Diese Daten beweisen eindeutig, dass auch ältere Patienten mit hohem Risiko für eine koronare Herzkrankheit oder mit bereits vorliegender Erkrankung von einer cholesterinsenkenden Statintherapie profitieren und ihnen eine solche Behandlung auch nicht vorenthalten werden sollte (Abb. **50**).

Risikoreduktion bei Diabetikern

Weitere Subgruppenanalysen der 4 S-Studie haben zeigen können, dass besonders Hochrisikopatienten wie die Diabetiker von einer cholesterin-

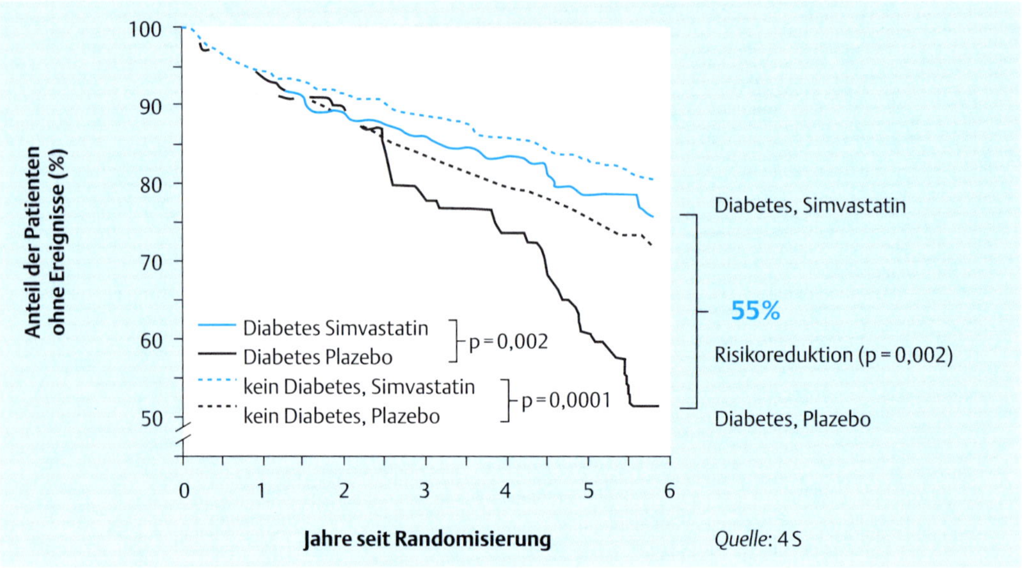

Abb. **51** Schwer wiegende koronare Ereignisse bei Diabetikern.

Statine insbesondere für Diabetiker

senkenden Statinmedikation profitieren. In der Studie kam es bei Patienten mit koronarer Herzkrankheit und Diabetes unter Simvastatin zu einer 55%igen Risikoreduktion bezüglich der schwer wiegenden koronaren Ereignisse (Abb. **51**). Es gilt also besonders diese Risikopatienten zu identifizieren und dann entsprechend zu therapieren.

Nahezu 6000 der in der HPS-Studie untersuchten Patienten hatten einen Diabetes mellitus, von diesen wies etwa die Hälfte keinerlei Zeichen einer koronaren Herzkrankheit oder einer vaskulären Erkrankung auf. Trotzdem erwies sich die Statinbehandlung hoch signifikant wirksam hinsichtlich einer Reduktion koronarer Ereignisse, der Koronar- und Gesamtmortalität.

Zielwerte für die Lipidtherapie

Lipid-Richtwerte durch Fachgesellschaften

In den letzten 10 Jahren haben unterschiedliche Konsensusempfehlungen in den USA und Europa immer wieder neue Zielwerte für die Lipidtherapie definiert. Erst die Veröffentlichung der großen Interventionsstudien zur Primär- und Sekundärprävention führten dazu, dass sowohl die American Heart Association als auch die European Society of Cardiology und die Deutsche Gesellschaft für Kardiologie vergleichbare Zielwerte für die Behandlung erhöhter Lipide empfehlen.

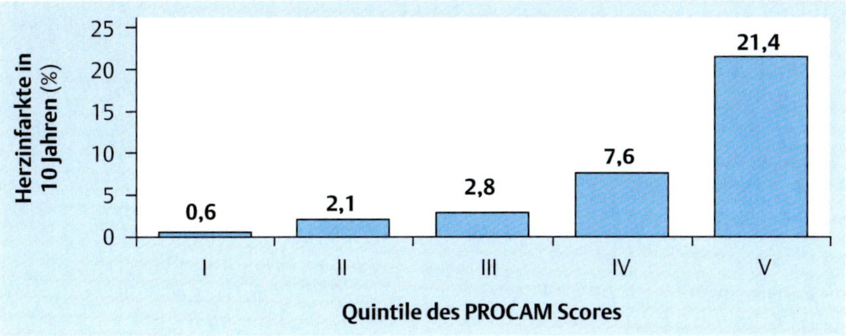

Abb. **52** Der PROCAM-Algorithmus: 4. und 5. Quintile mit hohem Herzinfarktrisiko.

In der **Primärprävention** ist bei Patienten ohne weitere Risikofaktoren durchaus noch ein Gesamtcholesterinwert von 250 mg/dl (6,5 mmol/l) und ein LDL-Cholesterin von 160 mg/dl (4,2 mmol/l) zu tolerieren. Bei entsprechenden Werten wäre dann eine Diät sicherlich ausreichend. Liegen aber weitere Risikofaktoren wie Diabetes mellitus, arterielle Hypertonie und eine ausgeprägte familiäre Belastung vor, sollte auch hier ein Cholesterinwert unter 200 mg/dl bzw. ein LDL-Cholesterinwert unter 130 mg/dl angestrebt werden, so dass gegebenenfalls dann auch in der Primärprävention eine cholesterinsenkende Medikation erforderlich ist. Aus der PROCAM-Studie wurde ein Score entwickelt, der Alter, LDL- und HDL-Cholesterin, Triglyzeride, systolischen Blutdruck, Nikotin, Diabetes mellitus und eine positive Familienanamnese berücksichtigt. Patienten in der 5. Quintile des PROCAM-Scores haben ein 21,4% 10-Jahres-Herzinfarkt-Risiko. Für diese Gruppe gelten die strengen Zielwerte der Sekundärprävention (Abb. **52**).

Primärprävention: Zielwerte abhängig von Risikofaktoren

Bei Risiken: Cholesterin < 200 mg/dl, LDL < 130 mg/dl

PROCAM-Score

In der **Sekundärprävention** gelten strenge Zielwerte, wobei ein Gesamtcholesterin unter 180 mg/dl und ein LDL-Cholesterin unter 100 mg/dl angestrebt werden sollen. Eine Diät ist hierfür sicherlich nicht ausreichend, so dass bei Koronarpatienten oft eine cholesterinsenkende Medikation (in der Regel Statintherapie) zusätzlich erforderlich ist (Tab. **49**).

Strenge Richtwerte für Sekundärprävention

Oft Statin erforderlich

Erhöhte Triglyzeridwerte treten oft mit niedrigen HDL-Cholesterinwerten auf und führen dann auch zu einem erhöhten Risiko. In der Regel sollten die Triglyzeridwerte unter 200 mg/dl (2,3 mmol/l) liegen. Eine reine diätetische Behandlung sowie auch Alkoholkarenz können ausreichen, um Triglyzeride wieder zu normalisieren (Tab. **50**).

Erhöhte Triglyzeride: Diät

Tab. **49** NCEP ATP III (National Cholestol Education Program Adult Treatment Panel III): Empfehlungen (Quelle: JAMA 2001; 285: 2486–2497)

KHK-Risikogruppe	LDL-Zielwert
manifeste KHK oder äquivalentes Risiko (und 10-Jahres-Risiko > 20 %)	< 100 mg/dl (> 2,6 mmol/l)
2 oder mehr Risikofaktoren (und 10-Jahres-Risiko 10–20 %)	< 130 mg/dl (< 3,4 mmol/l)
0–1 Risikofaktor (und 10-Jahres-Risiko < 10 %)	< 160 mg/dl (< 4,2 mmol/l)

Tab. **50** Empfehlungen bei Patienten mit KHK, Gefäßerkrankungen und Diabetes (Deutsche Gesellschaft für Kardiologie, Herz- und Kreislaufforschung)

Ziele	Empfehlungen
primär LDL < 100 mg/dl (2,5 mmol/l)	■ Normalgewicht ■ körperliche Aktivität (besonders bei HDL < 35 mg/dl) ■ cholesterinarme Diät
sekundär HDL > 40 mg/dl (1 mmol/l) LDL/HDL < 2,5 Triglyzeride < 200 mg/dl	■ LDL < 100 mg/dl: keine Therapie ■ LDL 100–130 mg/dl: zusätzlich zur Diät ggf. medikamentöse Therapie ■ LDL > 130 mg/dl: zusätzlich zur Diät medikamentöse Therapie

Die Behandlungsempfehlung der amerikanischen Fachgesellschaften (NCEP ATP III) beziehen sich auf das jeweilige geschätzte 10-Jahres-Herzinfarktrisiko (Tab. **49**).

Die Empfehlungen der Deutschen Gesellschaft für Kardiologie zur Sekundärpräventions gelten nicht nur für Patienten mit koronarer Herzkrankheit sondern auch für Patienten mit anderen Gefäßerkrankungen und Diabetes mellitus (Tab. **50**).

Tab. **51** Offene Fragen

- Übertragbarkeit von Studienergebnissen mit einer Substanz auf andere Vertreter der Substanzklasse
- Stellenwert nicht allein LDL-abhängigen Risikos (Triglyzeride, HDL-Cholesterin, Fibrinogen)
- Beziehung zwischen Ausmaß der LDL-Senkung und Verminderung kardiovaskulärer Ereignisse
- Non-Lipid-Effekte

Tab. **52** Pleiotrope Effekte von Statinen

1. Verbesserung der Endothelfunktion und myokardialen Perfusion
2. antiinflammatorische, antioxidative Effekte und Plaquestabilisierung
3. Hemmung des Zellwachstums

Offene Fragen

LDL möglichst niedrig?

Bezüglich der Cholesterinsenkung in der Primärprävention und Sekundärprävention ist es noch nicht endgültig geklärt, ob die Verminderung des kardiovaskulären Risikos mit dem Ausmaß der erzielten LDL-Senkung korreliert (the lower, the better?). Schon bald werden die Ergebnisse derzeit laufender großer Studien mit Atorvastatin (TNT-Studie, IDEAL-Studie) und Simvastatin (SEARCH-Studie) aussagen, ob eine starke LDL-Cholesterinsenkung zu einer noch größeren Risikoreduktion führt. In der ASAP-Studie hatten die mit 40 mg/dl Atorvastatin behandelten Patienten eine deutlich geringere Plaquebildung der Halsgefäße (sonographisch untersucht) als Patienten mit 20 mg/dl Simvastatin.

Pleiotrope Statineffekte

Für Statine werden neben der cholesterinsenkenden Wirkung auch so genannte pleiotrope Effekte (antiinflammatorische, antioxidative Wirkung) postuliert (Tab. **52**). In wieweit jedoch Endothelprotektion und Plaquestabilisierung durch die pleiotropen Statineffekte oder die Cholesterinsenkung vermittelt werden, ist derzeit unklar.

Tab. **53** Empfehlung

Medikamentöse Lipidtherapie der Hypercholesterinämie bei Patienten mit KHK und/oder hohem Risiko
▪ effektive Cholesterinsenkung → ▪ Reduktion kardialer Ereignisse ↑↑
(4S, LIPID, WOS, CARE, AFCAPS/TexCAPS, HPS, ASCOT)

Empfehlungen für die Primärprävention und die Sekundärprävention

Risikopatienten identifizieren und behandeln

Als allgemeine Empfehlung gilt für die **Primärprävention:** Identifizierung von Hochrisikopatienten, die dann entsprechend diätetisch und medikamentös behandelt werden sollten.

Bei KHK weitmögliche Cholesterinsenkung

Für die **Sekundärprävention** gilt, dass Patienten mit koronarer Herzkrankheit oder Schlaganfall auch mit normalen und niedrig erhöhten Cholesterinwerten von einer effektiven Cholesterinsenkung und einer Behandlung mit Statinen profitieren (Tab. **53**).

Wie sieht die Wirklichkeit aus?

Trotz einer ausreichenden Evidenz, dass eine gezielte Sekundärprävention zu einer Reduktion der Koronarmortalität führt, sind die Behandlungserfolge in Europa sehr unbefriedigend. In der EUROSPIRE-Studie wurden bei Koronarpatienten, von denen viele eine Bypass-Operation oder eine PTCA hinter sich hatten, einzelne Risikofaktoren ermittelt. Für die Hypercholesterinämie zeigte sich, dass allein in Deutschland 66% der Patienten ein Gesamtcholesterin > 5 mmol/l hatten (Abb. **53**). Bei immerhin 41% der deutschen Patienten war der Cholesterinwert auch unter medikamentöser Therapie noch > 5 mmol/l (Abb. **54**).

Trotz zahlreicher Aufklärungskampagnen sind fast ein Drittel der untersuchten Koronarpatienten weiterhin übergewichtig, fast 20% rauchen weiter, und fast die Hälfte hat einen unzureichend eingestellten Blutdruck.

Folglich sind weitere Anstrengungen erforderlich um die Therapieempfehlungen umzusetzen.

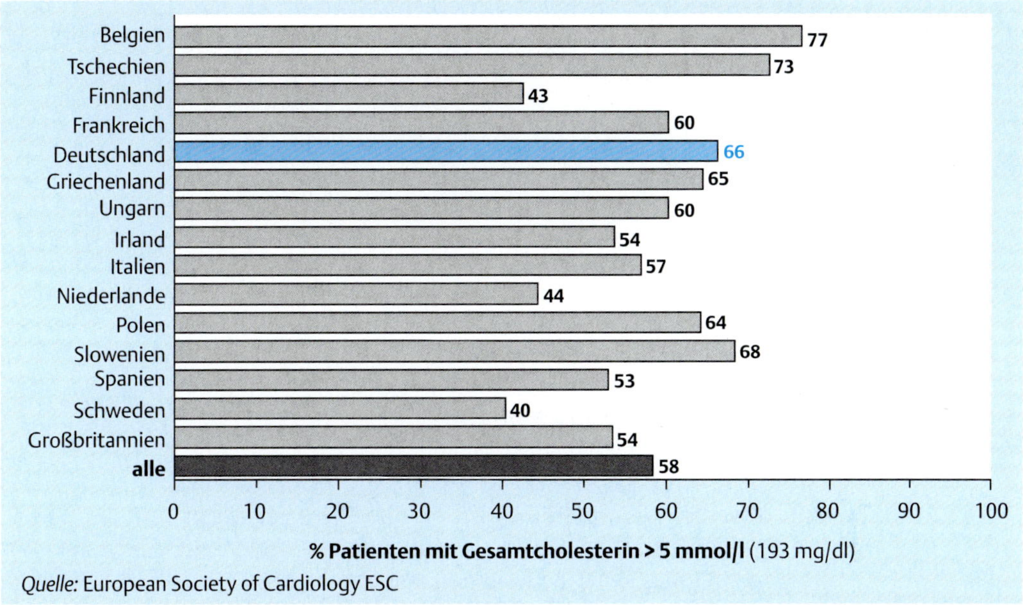

Abb. **53** EUROASPIRE II: 66 % der deutschen Patienten hatten ein Gesamtcholesterin ≥ 5 mmol/l (≥ 193 mg/dl).

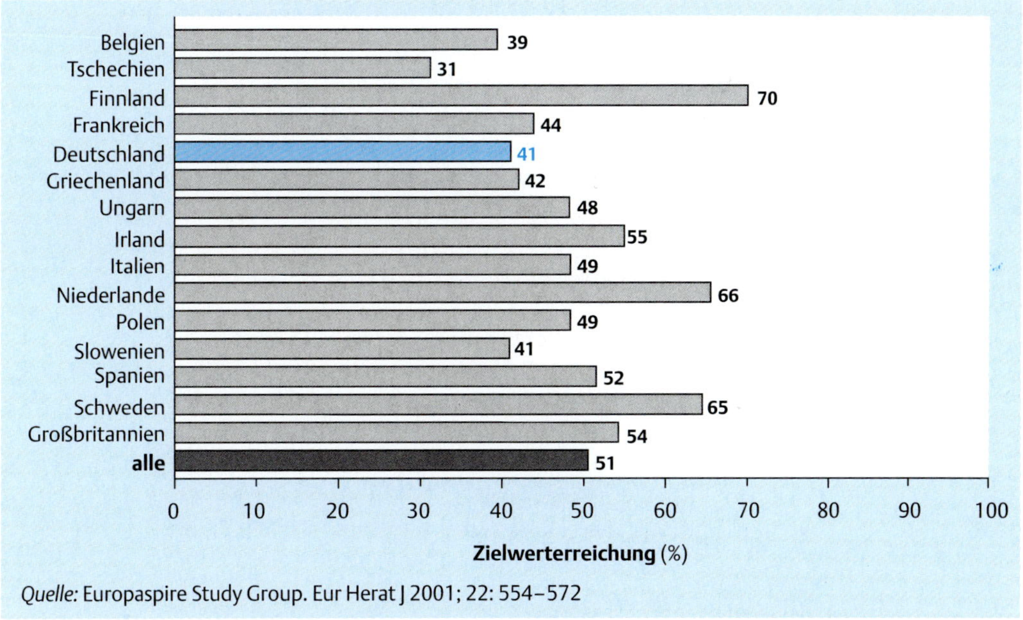

Abb. **54** EUROASPIRE II: Nur 41 % der deutschen Patienten unter medizinischer Therapie erreichen den Cholesterinzielwert < 5 mmol/l (< 193 mg/dl).

Sachverzeichnis

A

B

C

D

I

K

P

R

S

T

U

V

W

Z